大医释问丛书

一本书读懂
穴位美容

主编 张 凯 魏素丽 杨建宇

中原农民出版社

·郑州·

图书在版编目（CIP）数据

一本书读懂穴位美容 / 张凯，魏素丽，杨建宇主编 . —郑州：中原农民出版社，2020.6

（大医释问丛书）

ISBN 978-7-5542-2284-3

Ⅰ . ①一… Ⅱ . ①张… ②魏… ③杨… Ⅲ . ①美容 - 穴位按压疗法 - 问题解答 Ⅳ . ① R245.9-44

中国版本图书馆CIP数据核字（2020）第069379号

一本书读懂穴位美容

YIBENSHU DUDONG XUEWEI MEIRONG

出版社：中原农民出版社

地址：河南省郑州市郑东新区祥盛街27号7层

邮编：450016　　　　　　　　　　　**电话**：0371-65751257

发行：全国新华书店

承印：新乡市豫北印务有限公司

开本：710mm×1010mm　　　　　　　1/16

印张：7

字数：97千字

版次：2020年11月第1版　　　　　　**印次**：2020年11月第1次印刷

书号：ISBN 978-7-5542-2284-3　　　**定价**：28.00元

本书如有印装质量问题，由承印厂负责调换

内容提要

随着生活水平的提高，人们对自身及他人的要求也越来越高，尤其是对容颜的要求越来越高。靓丽的容颜代表着自信、阳光，因此美容养颜就成了当代爱美、求美人士追求的一种时尚。美容养颜的方式方法多种多样，那么如何选择一种健康、科学、自然的美容方法就显得至关重要。本书特聘请经验丰富的专家，用通俗易懂的语言、简单的操作方法为大家介绍穴位美容的相关知识。本书详细介绍了穴位美容的定义、特点、优点、配穴方法、常用穴位、耳穴美容、针灸美容等；通过穴位美容的方法可以治疗痤疮、雀斑、黄褐斑、酒渣鼻、扁平疣、面瘫、化妆品过敏等，同时穴位美容还可以美齿、美目、美手、美体、美发、香身等。

希望本书能为广大爱美、求美人士提供一种健康自然的美容方法，为大家的青春靓丽插上翅膀。

目 录

基础知识

穴位美容治疗

穴位美容

附1 其他美容法

附2　穴位图

基础知识

 什么是穴位美容法?

穴位美容是通过对人体经络穴位的按摩、针灸、埋线等方法,来疏通经络,平衡阴阳,调整脏腑气血,激发自身生理功能,从而达到延缓衰老、驻颜美容的目的。

 穴位美容有哪些特点?

穴位美容的特点是系统的整体调节。穴位美容注重经穴按摩的美容作用,并应用能调整人体脏腑的中药化妆品和调整人体脏腑的食品。中医上认为除了内脏疾病会影响皮肤之外,还和所处的环境有关。比如:北方和南方的地理环境不同,北方人的皮肤和南方人的皮肤就不一样。高山、沿海、高温及寒冷等地区居住的人,皮肤都有不同的表现。另外,情绪上的喜、怒、忧、思、悲、恐、惊,太过或不及都会引起皮肤问题;还有不良的生活习惯,也会影响到皮肤。而一般美容仅仅认为气候、环境、生活习惯会影响皮肤,很少考虑情绪对皮肤的影响。

 穴位美容有什么优点?

♡ 穴位美容是通过对面部的按摩、穴位的点按,将能调整人体脏腑的美容物质、能调整人体脏腑的中药化妆品以及能调整人体脏腑的食物相互配合使用。而一般美容则仅仅依靠化妆品。

♡ 穴位美容是通过调整内脏功能而美化面部皮肤,还可以叫作"从外调内，以内养外"，这和一般美容仅用化妆品来滋润、营养皮肤、改善皮肤是截然不同的。

☺ 穴位美容的作用途径有三：一为皮肤；二为经络；三为内脏。而一般美容则仅仅通过皮肤。

☺ 穴位美容的理论基础是历经数千年医疗实践检验的经络学说，它注重面部皮肤由内而外的自然美，而一般美容多注重化妆美。

☺ 经络美容的着眼点在于通调经络、调和气血，这和一般美容着眼于血管、神经、细胞的形态有本质上的区别。

☺ 穴位美容是将人视为一个不可分割的整体，皮肤的问题就是内脏、体质问题在身体上的外在表现，因此，"皮肤是内脏的镜子"。内脏、环境、生活习惯、情绪都会影响到皮肤的好坏，而一般美容认为引起皮肤问题的主要原因有两个，一是细菌感染，二是皮肤营养。

 什么是穴位美容按摩？

穴位美容按摩是通过按摩手法适当地刺激人体的经穴，利用经穴对各组织器官、气血津液等的调节作用来实现美容目的的。因此，按摩的方向、体位、力度的大小和如何选择手法等问题都将直接影响美容的效果。

大量的经穴研究资料表明，经穴只有在受到持续的，具有一定力度和深度的刺激后，才能发挥出经穴的双向调节作用。所谓"双向调节作用"，是指人体不论处于何种状态，经穴系统都能够向有利于人体的方向来调节。在长期的实践中，人们根据经穴的特性，用 10 个字概括出按摩手法的基本要求，那就是持久、有力、均匀、柔和、深透。

（1）持久：在进行穴位美容按摩时，不仅要严格地按照手法要领来操作，而且要保持手法的连贯性，做到自始至终动作不走样，这样才能使手法对经穴的良性刺激逐渐积累到足以使经穴发挥调节作用的量。这也就是我们常说的从量变到质变。

（2）有力：要使经穴得到良好的刺激，那么手法就必须具备一定的力度。有力，是指在按摩时所用的力度必须要达到"得气"的程度。如果用力过轻，经穴得不到良好的刺激，也就起不到调节作用了。当然，如果用力过大，就会适得其反。一般而言，肌肉丰厚的部位（如腰臀部），用力应稍重；肌肉薄弱的部位（如头面部），用力宜稍轻。胖者，用力可稍重；瘦人则用力相应略轻。

在穴位美容按摩中，要使被按摩者出现"得气"的感觉是十分关键的。经络理论认为"气至而有效"。所以，"得气"与否是衡量手法力度的一个标准。

（3）均匀：要使经穴得到良好的刺激，除了手法要持续足够的时间，以及手法必须达到一定的力度之外，手法的摆动幅度不可时大时小，速度不可忽快忽慢，用力不可时轻时重，要做到手法均匀、连贯、平稳而有节奏。

（4）柔和：柔和是按摩的重要技巧，也是衡量按摩水平的基本标准。对于按摩者来说，手法动作要温柔灵活，自然协调。也就是历代按摩家所说的，手法要"轻而不浮，重而不滞"。对于被按摩者而言，动作柔和才会使之感觉舒适。正如清代医学家吴谦在其所著的《医宗金鉴》中指出的"法之所施，使患者不知其苦，方称为手法也"。

（5）深透：是指手法的刺激不仅作用于皮肤表面，而且能够透过皮肤，达到深处的肌肉组织和经脉。这种力不是一种暴力，而是一种技巧力。所以文献中有"操造化，夺天工"的说法。

 面部按摩的方向有哪些？

穴位美容面部按摩必须注意按摩的方向。如果按摩方向不对，不但起不到美容的作用，反而会加速皱纹的出现和发展。

正确的按摩方向应当顺着面部肌肉的分布方向，基本原则是由内向外、从下往上。

（1）额部：应由下向上进行按摩。

（2）眉间：应由眉毛内侧端向外侧端进行按摩。

（3）眼上睑部：应由眼内侧向眼外侧进行按摩。

（4）眼下睑部：应由眼外侧向眼内侧进行按摩。

（5）鼻两侧：应由眼内角向鼻翼进行按摩。

（6）下巴部：应由中央向两侧进行按摩。

（7）口周围：应由中点向两侧进行按摩。

（8）面部：应由下向上进行按摩。

 穴位美容按摩的配穴方法是什么？

穴位美容按摩的一个显著特点就是每一次按摩都采取局部取穴、邻近取穴和远道取穴相结合的方法。因为经络理论认为，面部的美容问题是体内经络状况在体表的反映。只有发现或改变经络的现状，才能从根本上解决美容问题。而解决问题的方法就是远道取穴。远道取穴是根据面部出现的美容问题，判断出是哪一条或哪几条经络发生了病变，然后在这些经络的远离病变部位的穴位上进行按摩，以改变或改善经络发生的现状。

在病变部位按摩的称为局部取穴；在病变部位的附近按摩的称为邻近取穴；在病变部位的远端按摩的称为远道取穴。比如说治疗黄褐斑，在黄褐斑的斑块上进行按、揉、擦、掐等手法，称为局部取穴法。按揉斑块附近的穴位如四白、颧髎穴等，称为邻近取穴。按揉三阴交、足三里穴等，称为远道取穴。

局部取穴、邻近取穴和远道取穴相结合的方法是穴位美容按摩的特点，这也是穴位美容按摩与现代流行的西式美容按摩的根本区别。

 穴位美容按摩的注意事项是什么？

（1）自上而下，先左后右：每次按摩时，需要按摩的部位和穴位很多，有头面部的，也有胸腹部的，还有上肢或下肢的，制定好按摩顺序，既可使按摩者忙而不乱，不至于遗漏该按摩的部位和穴位，又可使被按摩者能很快适应，并且感觉舒适，不至于因为被按摩者"东抓一下，西捏一下"而引起不愉快。按摩顺序一般为头面→胸腹→肩背→腰骶→上肢→下肢。对于头面而言，先按摩局部取穴，再按摩邻近取穴，按照自上而下、先左后右、从前到后的按摩原则循序渐进地进行按摩。当然，按摩时可以根据具体情况作相应的调整。如无胸腹部的穴位，则可直接按摩肩背部的穴位。也可先按摩上肢或下肢，再按摩胸腹部或其他部位。总之"有序"才是关键。

（2）用力先轻后重：按摩时用力要先轻后重。先轻，是为了让被按摩者有个适应的过程，同时按摩者可以观察被按摩者的耐受力。后重，是为了取得"得气"的感觉，以确保按摩的效果。先轻后重，可以使按摩者根据被按摩者的反应，随时调整按摩的强度和手法。

（3）移动宜慢勿快：移动慢则手法柔和，力度容易均匀。若移动太快，手法势必生硬粗暴，轻则不能耐受，重则会产生不良反应。

（4）头面用力宜轻：头面部肌肉薄弱，且感觉比较敏感，用力宜轻，而四肢、腰臀部肌肉丰厚，且必须深按、重按，方能"得气"，所以用力须稍重。当然，头面用力宜轻的前提也是必须"得气"，否则用力太轻，无法"得气"，那就劳而无功了。

（5）胖人用力略重：胖人皮下脂肪层较厚，对压力有缓冲的作用，相对来说，用力可略重一些。当然，胖人中特别敏感的人又当区别对待，总以"得气"为佳。

（6）采取何种手法与所需的力度有关：我们在中学的物理中就已经学过，压力与受力的面积成反比，也就是说，相同的压力，受力的面积小，则刺激强度大；受力的面积大，则刺激强度反而小。如按法、揉法，所用的力度较大，但产生的刺激强度并不大。而掐法、点法，所用的力度并不大，但产生的刺激却非常强烈。即使是同一手法，如按法中的掌按法与指按法，揉法中的掌揉法与指揉法，所用的力度和所产生的刺激强度都会有所不同。

（7）手宜温暖、清洁：按摩前先将双手用温水洗净，以使双手清洁、温暖。如双手已经清洁，也可将双手相合，快速搓动发热，使双手温暖。在冬天，尤其要注意双手的温暖，以免被按摩者突然受到手的冰凉刺激而引起不适甚至反感。

 穴位美容按摩常用的穴位有哪些？

（1）头面部穴位（17穴）：

印堂　两眉头连线的中点。

功效　除皱洁面、润肤降火、清脑明目。

应用　额部粉刺、颜面热疮、眉间及额头皱纹、斜视等。

手法　按法、揉法。

特别提示　印堂穴为消除眉间皱纹的必取之穴。由于本穴还有降火明目的功效，对头晕眼花者也有较好的疗效。

太阳　在头部，当眉梢与目外眦之间，向后约一横指的凹陷中。

功效　益颜除皱、泻热祛斑。

应用　眼角皱纹、额部粉刺、黄褐斑。

手法　抹法、按法、揉法、摩法。

特别提示　太阳穴为消除眼角皱纹的要穴。由于通过太阳穴的神经、血管相当丰富，按摩太阳穴不仅可以疏通经络、除皱祛斑，而且能调整神经功能，使功能亢进的神经趋于缓和，功能低下的神经趋于兴奋，因此头痛者常按摩太阳穴其效甚佳。

下关　颧骨弓下缘凹陷中。

功效　益颜祛皱、除斑洁面。

应用　面部皱纹、雀斑、黄褐斑、面部痤疮、面色发黑、面癣。

手法　按法、揉法。

特别提示　面部三叉神经通过本穴。按摩下关穴对于神经是个良好的刺激，有利于调整神经的功能状态，提高面部皮肤的温度，促进面部皮肤的血液循环，使面部皮肤红润。

四白　瞳孔直下，眶下孔凹陷中。

功效　泽面除皱、祛风消肿、通络消斑。

应用　面部皱纹、面无光泽、面颊浮肿、雀斑、黄褐斑、眼皮跳动、下眼睑浮肿。

手法　按法、揉法。

特别提示　四白穴不仅能除皱消斑，而且是治疗目赤目痒、眼皮跳动、眼睑浮肿的重要穴位。本穴对面颊浮肿亦有良好效果。

迎香　在鼻翼根之外端，鼻翼旁0.5寸。

功效　清热散风、洁面润肤。

应用　面部粉刺、面部湿疹、面痒浮肿、面部皱纹、酒渣鼻、口唇㖞斜、口唇皲裂、口疮。

手法　按法、揉法。

特别提示　肺经最能解表，故"主皮毛"。大肠经与肺经相为表里，亦善清热散风。又因大肠经上挟鼻孔，凡鼻塞流涕，不闻香臭，按揉迎香，无不取效。迎香又为面部瘙痒的必取之穴。遇面上无红无肿，亦无疼痛，唯觉如有虫行之症，非迎香难当此任。

颧髎　在外眼角直下，颧骨下缘凹陷中。

功效　清热明目、红润容颜、活血祛斑、祛风消肿。

应用　颧部黄褐斑、面色萎黄、目赤唇肿、眼皮跳动。

手法　按法、揉法、抹法。

特别提示　颧髎穴经络感应强烈，按摩本穴会产生明显的酸胀感，能活跃经络中气血的运行，使面部皮肤充血红润，皮肤温度升高，促进面部皮肤有害物质的排泄，使色斑变淡而逐渐恢复到正常肤色。因此，本穴是治疗面部雀斑、黄褐斑的重要穴位，特别对颧骨部位色斑的疗效更佳。

百会　后发际正中直上 7 寸，或头部正中线与两耳尖连线的交点。

功效　升阳益气、活血润面、益智安神、养发生发。

应用　头顶脱发、面色憔悴、失眠多梦、少气懒言、头晕头痛。

手法　啄法、按法、揉法、摩法。

特别提示　百会穴的美容作用在于"升阳益气"四个字。人之阳气不升，气血无以荣养面容及毛发，则面色憔悴、头顶脱发；无以养心，则心神不宁、失眠多梦；无以上行巅顶，则头晕头痛。

地仓　在口角旁开 0.4 寸。

功效　活血润颜、通络止涎。

应用　口周皱纹、唇缓不收、口角㖞斜、面肌痉挛、眼皮跳动、口流清涎。

手法　按法、揉法。

特别提示　地仓穴，主要治疗口、眼疾患。口㖞、口噤、口角流涎，眼皮跳动、开阖不能，均取地仓。

素髎 在鼻头端正中。

功效 泻降热毒、升提阳气。

应用 酒渣鼻、鼻塞不通、鼻息肉、低血压。

手法 掐法、揉法。

特别提示 本穴位于鼻而能治鼻病，用此穴以鼓舞气血上腾，达到升提血压的目的。凡血压偏低，兼见面色苍白、头晕乏力、手足不温者，掐、揉本穴，必有效验。本穴属督脉，而督脉能"总督一身之阳脉"，令阳气上升，则热毒自降也。

颊车 咬紧牙关时，咬肌隆起的最高点。

功效 通络消肿、行瘀泽面。

应用 面部皱纹、面颊肿痛、口眼㖞斜、面肌痉挛。

手法 按法、揉法。

特别提示 颊车是重要的面部美容穴位，自古以来就受到医家的推崇。清代天休子所撰《修昆仑证验》中见解独到，他说："一身血脉条直，唯夹（颊）车十二经脉上下汇走，屈曲交互，易致壅积。夹（颊）车，耳门下之钩骨也。此处一通，内外上下皆无滞塞矣。"因此极力主张揉法尤以"颊车"为重点，"无论大小内外病证，果能揉之使经络气血通畅，则病无不愈者"。他将皮紧、面鼓、项粗、面疮及耳聋、冻疮等问题归结为气血之积滞，认为"凡有积滞，无不宜揉"。在穴位美容按摩中，"揉"为基本手法。

瞳子髎 在面部，外眼角旁，眶外侧缘外。

功效 清热明目、除皱益颜。

应用 鱼尾纹、目赤肿痛、迎风流泪、眼皮跳动、近视、斜视。

手法 抹法、按法、揉法。

特别提示 人之衰老，始现于面部皮肤，而面部皮肤的衰老则始现于外眼角处的小皱纹。因此处皱纹细小，且以外眼角为起点向外呈放射状酷似鱼尾，故称"鱼尾纹"。瞳子髎是消除鱼尾纹的有效穴位。视物昏花是衰老的又一表现。凡近不惑之年，尤应多多按摩此穴，不仅除皱，而且明目。

承泣 目正视，在瞳孔直下，眶下缘与眼球之间。

功效　疏风通络、清热明目、除皱润颜。

应用　眼睑浮肿、眼圈发青、眼皮跳动、眼下皱纹、双眼无神。

手法　抹法、按法、揉法。

特别提示　本穴治疗皆为眼及周围之病。按揉时，眼内发酸并觉湿润，甚至热泪夺眶而出，此为该穴有效之证明。

攒竹　在眉毛的内侧端。

功效　祛风明目、通络。

应用　眼圈发青、眼睑下垂、眼部疲劳、迎风流泪、近视、斜视。

手法　按法、揉法。

特别提示　本穴为消除黑眼圈的主要穴位。按摩时闭目，按之有酸溜溜的感觉，就是本穴，有时甚至会酸得流出眼泪。在眼圈发青或眼部疲劳时尤其如此。眼部疲劳时，按揉本穴 10 ～ 20 次后，眼睛就会舒适和明亮，眼部的疲劳感消失。

睛明　闭目，在眼内角上方 0.1 寸。

功效　清热明目、疏风通络、除皱益颜。

应用　眼圈发青、眼部疲劳、眼皮跳动、迎风流泪、近视、斜视、内眼角痒。

手法　按法、揉法。

特别提示　《会元针灸学》谓："睛明者，诸阳气上行而达目，明者五脏六腑之精华……人之双睛能明者，赖五脏六腑之精华反射，诸阳发光而能明，故名睛明。"按摩此穴，亦必致眼酸流泪方为有效。

据报道，睛明穴能治疗一切眼病，如急慢性结膜炎、睑腺炎、各种角膜炎、夜盲症、白内障、溢泪症、近视、视力疲劳等。

鱼腰　在眉毛正中间，眼平视，与瞳孔垂直。

功效　清热悦面、明目生眉、疏风通络。

应用　面部皱纹、额部色斑、额部粉刺、眼睑下垂。

手法　按法、揉法、抹法。

特别提示　眉毛脱落者当以鱼腰为常用穴，主治眉疾也。

凡眉之临近部位，如眼周之皱纹、额部之色斑和粉刺、眼皮跳动及眼睑

下垂，皆是本穴的主治范围。按揉本穴时应觉上眼眶酸胀，如有泪出则效果
更佳。

四神聪　在头顶，百会穴前、后、左、右各 1 寸，共 4 穴。

功效　升阳益气、益智安神、养发生发。

应用　头顶脱发、头发早白、失眠健忘。

手法　啄法、揉法、摩法。

特别提示　四神聪穴的功效与百会穴相似。皆位于巅顶之上，皆以升提
阳气，治疗内脏下垂而著称。笔者验证三十余年，感觉四神聪穴的功效较百
会穴有过之而无不及，对头顶晕痛似乎还略胜一筹。本穴多行啄法，每日啄
数十下，不仅能醒神益志，健脑助眠，而且对头皮屑多而瘙痒者有即刻止痒
和减少头皮屑的效果。

丝竹空　眉梢处的凹陷中。

功效　明目生眉、润肤除皱。

应用　眉毛脱落、鱼尾纹、眼皮跳动、目赤肿痛、视物疲劳。

手法　按法、揉法、刮法、点法。

特别提示　丝竹空属三焦经，能通调三焦气机，清泻肝阳之热。所治与
"鱼腰穴"相似。在经络美容按摩中，常与鱼腰穴、攒竹穴一起使用。本穴对
于鱼尾纹的效果比鱼腰穴和攒竹穴略胜一筹，所以丝竹空穴是治疗鱼尾纹的
必取之穴。

（2）胸腹部穴位（5 穴）：

关元　在下腹部，前正中线上，脐下 3 寸。

功效　培元泽肤、减肥除皱、益血消斑、健体强身。

应用　面无光泽、面部皱纹、面皮松弛、各类色斑、虚劳体瘦、过度肥胖。

手法　摩法、按法、揉法。

特别提示　关元穴是"元阴元阳交关之所"（《医经精义》语），又有培补
元气之效。人赖元气以生，元气虚则美容问题随之出现。首先影响美容的是
面部皮肤无光泽以及皱纹、松弛、色斑等。元气虚则体瘦、神衰。若元气虚
而代谢产物未能排出体外，则反引起肥胖，其他如男子遗精、阳痿，女子经乱、

不孕等皆为元气不足，无法一一列举。凡有元气不足者，常按摩关元穴可闭藏元气、培补元气，故曰：美容之外还能健体强身，延年益寿。

气海 在下腹部，前正中线上，脐下1.5寸。

功效 调理气血、润肤消斑、生发养发。

应用 黄褐斑、头发枯黄脱落、面部皱纹、面无光泽、面部浮肿、神衰乏力。

手法 摩法、按法、揉法。

特别提示 按摩气海穴有补益元气的作用。凡是虚证，皆取气海，不仅能改善面容，且能强身健体，延年益寿。气海穴已被国内外专家学者公认为抗衰老的有效穴位。

神阙 脐正中央。

功效 滋阴壮阳、补血养颜、健脾消斑。

应用 面色无华、面部皱纹、黄褐斑。

手法 摩法、按法、揉法。

特别提示 《会元针灸学》谓：神阙者，神之所舍其中也；上则天部，下则地部，中为人部，两旁有气穴、肓俞，上有水分、下脘，下有胞门、横户，脐居正中，如门之阙，神通先天、父母相交而成胎时，先生脐带形如荷茎，系于母之命门，天一生水而生肾，状如未敷莲花，顺五行以相生，赖母气以相传，十月胎满，则神注于脐中而成人，故名神阙。

天枢 在腹中部，脐中旁开2寸。

功效 和营悦面、理气通便、泻热除痤。

应用 面无光泽、面容憔悴、口疮、痤疮、酒渣鼻。

手法 按法、揉法。

特别提示 人体五脏六腑皆易积热，其中以胃肠积热尤甚。胃肠积热则大便秘结，大便秘结则积热无从下泻而成热毒，热毒无从下泻则必上犯头面，痤疮、口疮诸症作矣。天枢穴最善通便，便通则热毒随之而解，此"排毒养颜"之理。天枢穴正当人身之中，"天枢之上,天气主之；天枢之下,地气主之"(《素问·六微旨大论》)。

膻中 在前正中线上，平第四肋间隙，两乳头之间。

功效 益气除皱、通络丰乳。

应用 面部皱纹、乳房欠丰或萎缩。

手法 揉法、摩法。

特别提示 膻中穴位于当胸两乳之间，为胸中宗气汇聚、回旋之处，故又有"上气海"之名。人体有上、下两个气海，均在任脉。上气海，为膻中穴，下气海，即气海穴，都有补益元气的作用。只是膻中偏补肺气，气海偏补肾气，诸君可于实践中细细体验。亦可视气虚之部位上下偏重不同，或取膻中，或取气海，或两穴同时应用，权衡变通，不必拘泥。

（3）背部穴位（7穴）：

大椎 在后正中线上，第七颈椎棘突下凹陷中。

功效 解毒除痤、清热通瘀、行气消斑。

应用 面部粉刺、各类色斑、面部湿疹。

手法 按法、揉法、搓摩法。

特别提示 大椎穴最擅解毒，凡一切热毒、湿毒之证，如痤疮、湿疹、疮疖、脓疱、丹毒等，皆能应手而效。

心俞 在背部，第五胸椎棘突下，旁开1.5寸。

功效 理气调血、润肤泽面、养心安神。

应用 面色晦暗、面色苍白、面色无华、面色发青、面部粉刺。

手法 按法、揉法、擦法。

特别提示 心俞穴主治甚多，然总以"心主血"、"心主神志"为最重要。心血不足则面色由之而衰；神志不宁则失眠、心慌、气短等症状接踵而来。凡是心经所主的疾病，皆可取心俞以调节于其中，与美容关系最为密切的是"心血不足"，因此心俞是面部色衰的必取之穴。

脾俞 在背部，第十一胸椎棘突下，旁开1.5寸。

功效 健脾消肿、补血养颜、润泽肌肤。

应用 面色萎黄、面部浮肿、面色苍白、面部皱纹、皮肤松弛、眼睑浮肿、面部痤疮、头发枯黄。

手法　按法、揉法、擦法。

特别提示　"脾主运化水湿""脾为气血化生之源"。若脾之运化功能失常，使水湿不行则面部浮肿、眼睑浮肿；湿聚成痰则身体肥胖；湿郁化热，上熏颜面则导致痤疮、酒渣鼻。若脾之运化功能失常，即使气血化生乏源，造成营养物质不足，则出现面色萎黄、苍白，皮肤粗糙、松弛、出现皱纹，身体消瘦而影响美容。总之，脾之功能以"运化"两字最为要紧。所以脾之运化功能失常所致的美容问题当取脾俞穴。

肝俞　在背部，第九胸椎棘突下，旁开 1.5 寸。

功效　祛风通络、消斑明目、解毒除痤、补血养颜。

应用　黄褐斑、雀斑、黄褐斑、妊娠斑、面部痤疮、双眼无神、指甲软而易折。

手法　按法、揉法、擦法。

特别提示　常按揉此穴，能助肝气条达，肝血流通，消除色斑。

肾俞　在腰部，第二腰椎棘突下，旁开 1.5 寸。

功效　补肾养发、益气驻颜、聪耳明目。

应用　面色黧黑、各类色斑、头发枯焦、头发早白、头发早脱。

手法　按法、揉法、擦法。

特别提示　"肾为先天之本"，肾的精气充足则乌须黑发、耳聪目明，腰腿强健。若肾的精气虚弱，就会发白早脱、耳聋目暗、腰痛腿软。因肾的本色为"黑"，肾虚会使其本色上泛而出现面色黧黑。平时经常揉擦肾俞，能使面色泛白，因此推擦肾俞是经络美容按摩的重要手法。

肺俞　在背部，第三胸椎棘突下，旁开 1.5 寸。

功效　滋肺养阴、润肤泽毛、调气除痤。

应用　面容憔悴、毛发枯槁、皮肤干燥甚至开裂、皮肤粗糙如蛇皮状、面部痤疮、酒渣鼻、面色苍白。

手法　按法、揉法、擦法。

特别提示　"肺主皮毛"，肺的气阴不足则皮肤干燥、毛发枯槁。因肺的本色为"白"，肺虚会使肺的本色上泛而出现面色苍白。肺经积热，便会产生痤疮、酒渣鼻。可见经常揉按肺俞穴，有补肺气、滋肺阴、清肺热的作用。肺气充、肺阴足、肺热清，自然面色红润，毛发光泽，皮肤细腻。

膈俞 在背部，第七胸椎棘突下，旁开1.5寸。

功效 润肤红颜、化瘀消斑。

应用 皮肤粗糙、毛发枯槁、面部痤疮、黄褐斑、雀斑、酒渣鼻、面色不华。

手法 按法、揉法、擦法。

特别提示 膈俞穴有活血之效，对血液瘀滞所引起的皮肤粗糙、面色不华、各类色斑，膈俞是必取之穴。

(4) 四肢部穴位 (7穴)：

合谷 在手背，第一、第二掌骨间，第二掌骨桡侧的中点。

功效 疏风活血、润面养颜。

应用 痤疮、口疮、面目浮肿、口眼㖞斜、齿龈肿痛、面部风疹、湿疹、面部皮肤粗糙。

手法 掐法、按法、揉法。

特别提示 合谷是大肠经的原穴，所以合谷穴又能调理大肠，特别是由于大肠积热上冲头面，引起痤疮、口疮、斑疹等，合谷应是必取之穴。

足三里 在小腿前外侧，犊鼻穴下3寸，距胫骨前缘一横指。

功效 补虚养颜、消斑除皱、保健强身。

应用 面部皱纹、面部皮肤粗糙、面部痤疮、各类色斑、皮肤过敏、眼睑下垂、虚赢消瘦、虚肿肥胖。

手法 按法、揉法。

特别提示 人体气血不足，造成皮肤营养不良，则出现皱纹、粗糙；胃中有寒或有热，则出现痤疮、色斑、过敏等。足三里穴既能补气补血，又能治寒治热，具有双向调节作用。

血海 屈膝，在大腿内侧，髌底内侧端上2寸，股四头肌内侧头的隆起处。

功效 凉血消斑、祛风止痒、清热除痤。

应用 黄褐斑、雀斑、黄褐斑、皮肤瘙痒、面部湿疹、痤疮、荨麻疹。

手法 按法、揉法。

特别提示　人体之血热则斑生，风盛则瘙痒，湿热混杂则痤疮、湿疹诸症丛生，本穴有凉血、祛风、清热之效，故能消斑、止痒、除痤，为常用之穴。

三阴交　在小腿内侧，足内踝尖上3寸，胫骨内侧缘后方。

功效　化湿止痒、消肿益颜、益气消斑。

应用　皮肤瘙痒、面部浮肿、面色萎黄、黄褐斑、上睑下垂、月经不调。

手法　按法、揉法。

特别提示　因本穴是足太阴脾经、足厥阴肝经、足少阴肾经这三条阴经的交会之处，故命名为三阴交。补脾益气，化湿消肿为主，兼补肝阴肾阳。所以，脾、肝、肾三经所引起的美容问题，如脾经之浮肿、面黄、上睑下垂，肝、肾二经之"肝斑"、"肾斑"、月经不调等，皆取本穴以调节之。平时若能经常按摩，使脾、肝、肾三经处于平衡状态，则可以保持身体健康，并且能保持美丽的容颜。

太冲　在足背，第一、第二跖骨底之间凹陷中。

功效　泻热悦颜、清肝明目。

应用　面色发红、面色发黑、黄褐斑、目赤目痒、口㖞唇肿、皮肤湿疹、头晕目眩。

手法　按法、揉法、点法。

特别提示　凡肝经之肝火、血热、肝风等上冲头面，太冲皆能泻之、清之、息之，所以太冲为治面色发红的要穴。常配合谷同用，其效更佳，名为"四关"，能调理一切气血之病。凡气血流通不畅，或有内热上冲所致面色发红、发黑、发青及面部一切斑、疹、肿、痒，按摩太冲、合谷，定有效验。

涌泉　在足底部，卷足时足前部凹陷中，约足底第二、第三趾趾缝纹头端与足跟连线的前1/3处。

功效　补肾降火、美白肌肤。

应用　面色发黑、面部皮肤粗糙、头顶晕痛、失眠、口疮、咽痛、失音、乏力。

手法　按法、揉法、点法。

特别提示　肾对于美容是至关重要的。肾虚则其本色（肾在五行对应黑色)浮现于上而面色发黑。"虚则必有火",虚火上冲必致头晕、咽痛、口疮、失音等症状。肾经不足,无以营养皮肤,面部皮肤粗糙是必然的结果。

地机 阴陵泉穴下 3 寸。

功效 健脾悦颜、活血调经。

应用 面色萎黄、月经不调。

手法 按法、揉法、点法。

特别提示 脾为后天之本,脾能生血,脾旺则经血充足而容光焕发,反之则面色萎黄,神采顿失。脾又有统血之效,脾经失常,则易致经行腹痛、月经先期、月经后期、不孕等症。

 什么是耳穴美容法?

耳朵好像一个倒置的胎儿,屁股在上,头在下。耳郭正面的三个凹窝,上面的三角窝相当于盆腔;中部的耳甲艇相当于腹腔;下部的耳甲腔相当于胸腔;对耳轮体相当于躯干;耳舟相当于上肢;对耳轮上、下脚相当于下肢。人体的任何一个部分,五脏六腑、四肢百骸,在耳郭上都有其相应的点——耳穴。当人体有病时,耳郭上的相应耳穴会产生某些改变,如电阻变低、导电性增强,或耳穴变形、变色等,称之为耳穴阳性反应。观测这些变化可以诊断疾病,刺激这些阳性耳穴可以治疗疾病。而这些阳性点就是我们所说的耳穴,耳穴美容法是运用经络与脏腑的这种相互联络关系,刺激耳郭的特定穴位来达到美容的目的。

 耳穴美容有哪些特点?

皮肤是人体最大的器官之一,它与其他脏腑器官存在着密切的相互关系。耳穴美容就是通过刺激耳穴,调节体内各脏腑、器官的功能,使之恢复平衡,从而达到消斑、除皱、祛疣等作用的一种中医美容方法。耳穴美容是我国传统美容的经典之一,在小憩之刻,在等车之时,都可以进行,方便简单,你不妨试试。相信没多久,你马上可以发现脸上的斑斑点点、坑坑洼洼以及条条纹纹都不见了。

11 耳穴美容的常用方法是什么？

（1）耳穴割治法：先按摩耳郭使其充血，再用碘酊消毒全耳，75% 酒精（乙醇）脱碘，用消毒好的 11 号尖型手术刀在选定的耳穴上划割，切口 0.1～0.3 厘米，深度以到达真皮，慢慢渗血而不流血为度，放血 6～10 个棉球后，用消毒棉球压迫止血。每周治疗 1 次，两耳交替，4 次为 1 个疗程。主治黄褐斑、痤疮、扁平疣。

（2）耳穴毫针法：常规消毒全耳，对准耳穴敏感点刺入毫针，捻转行针，使耳郭发热，留针 30 分钟，隔日治疗 1 次，10 次为 1 个疗程，疗程间休息 7 天。主治黄褐斑、痤疮、扁平疣。

（3）耳穴割治敷药法：用碘酊消毒全耳，75% 酒精脱碘，用 11 号尖型手术刀在耳穴肺、面颊两穴划破皮肤，然后在划割处敷上大蒜胡椒泥，用胶布封贴。每周治疗 1 次，两耳交替，4 次为 1 个疗程。主治痤疮、扁平疣。

（4）耳穴埋针法：消毒全耳，将消毒好的揿针刺入上述耳穴敏感点，用胶布固定，夏天 2～3 天换埋 1 次，冬天 3～7 天换埋 1 次，5 次为 1 个疗程。埋针期间嘱患者每天按压 3～4 次。主治扁平疣、痤疮、黄褐斑。

（5）耳穴磁疗法：在耳穴敏感点用胶布贴压磁珠或磁片，并在耳背相对应处各贴磁珠或磁片（磁片应异极相对），使磁力线穿透耳穴。每次贴一侧耳穴，两耳交替贴敷，10 次为 1 个疗程。主治扁平疣、痤疮、黄褐斑。

（6）耳穴放血法：搓揉耳部使其充血，常规消毒全耳，在耳穴的敏感点用三棱针点刺放血，每次一侧耳穴，两耳交替，每周放血 2～3 次，10 次为 1 个疗程。或选两耳背近耳轮处明显血管 1 根，用刀片划破使其自然流血 10 滴左右，每周放血 2 次，10 次为 1 个疗程。主治痤疮、黄褐斑。

（7）耳穴压丸法：先探寻所选耳穴敏感点，将粘有王不留行籽的胶布对准敏感点贴压，每穴按压 30～60 次，以耳郭发热、面颊部有感觉为宜。每次只按压一侧耳穴，嘱患者每日自行按压 3～4 次，每周换压 2 次，两耳交替，10 次为 1 个疗程，疗程间休息 7～10 天。主治黄褐斑、痤疮、扁平疣。

12 什么是针灸美容法?

针灸美容是以中医理论为基础，通过运用针灸的各种方法，对穴位或某些局部进行刺激，从而达到养护皮肤、美化容颜、延缓衰老，并治疗各种损容性疾病之目的的一种美容方法。随着社会的发展和人们生活水平的提高，人们爱美、求美之心与日俱增，针灸美容以其简便易行、无毒无害、安全可靠、疗效持久、适应证广而备受青睐。

13 为什么针灸疗法可以美容?

中医学认为人体是一个有机的整体，人的外部容貌只是这个有机整体的一部分，其荣衰与脏腑、经络、气血津液有密切联系。只有脏腑功能正常，经络通畅，气血旺盛，才能身体健康，青春常驻，否则脏腑功能失调，经脉不通，气血津液失常，则疾病丛生，更谈不上美容了。因而要美容，必须要有一个健康的身体，维持各脏腑、经络生理功能的正常进行。

在致病因素的作用下，如外感六淫、内伤七情、饮食劳逸所伤等都会影响机体，破坏人体的阴阳相对平衡，导致脏腑功能失调、气血失常而产生疾病，其面容憔悴，面色萎黄，或苍白，或晦暗，皱纹满布，皮肤弹性减弱，或导致美容性疾病，如黄褐斑、雀斑、痤疮、酒渣鼻、扁平疣、老年斑、脱发、肥胖等。

因此，欲使青春常驻，美化容颜，首先必须强身健体以固本，打好美容的基础；要治疗这些损容性疾病，就应当从补益脏腑，益气养血，疏通经络着手，这才是真正的、根本的美容方法。而针灸美容就是从整体观念出发，以经络学说为理论基础，通过针灸的各种手段，刺激经穴或一定的部位，激发经络之气以疏通经络气血、协调脏腑的功能、濡养面部皮肤，使健康与美容相辅相成，扶正固本以达到美容之目的。

14 针灸美容有哪些作用?

针灸美容是通过选择一定的经穴，运用针灸的各种方法来达到美化肌肤、调养身体的目的。其具有以下四个方面的作用。

（1）疏通经络：经络是运行全身气血，联络脏腑支节，沟通内外上下，调节体内各部分的通路。通过经络的沟通联络作用，将人体的各脏腑、组织器官联结成一个完整的有机整体，在生理上相互联系，在病理上则相互影响。针灸美容就是根据经络与各脏腑组织器官在生理、病理上相互联系和影响的机理，选择一定的经穴，进行针刺或施灸，激发经气以疏通经络，使气血运行于全身，濡养脏腑肢节，从而各脏腑组织功能正常，以治疗疾病、美化容颜。

（2）调和气血：气血津液是构成和维持人体生命活动的基本物质，是各脏腑、经络等组织器官生理功能的物质基础，而经络则是气血运行的通路。气血调和，则经脉通畅，百病不生；反之若气血失和，则经脉不畅，必将导致容颜不泽，或相关美容疾病。运用针灸的方法不仅可以疏通经络，而且还能使气血和畅，从而达到美容的目的。

（3）调整阴阳：疾病的发生，从根本上说是在致病因素的作用下，破坏了阴阳的相对平衡，出现阴阳偏盛偏衰的病理变化。《灵枢·根结》说："用针之要，在于知调阴与阳，调阴与阳，精气乃光，合形与气，使神内藏。"这说明了调整阴阳是针灸治病、美容的根本原理。针灸美容是通过经络、经穴的配伍和不同的刺灸方法以疏通经络、调和气血来完成的。

（4）扶正祛邪：疾病的过程，也就是邪正斗争的过程，它决定了疾病的发展和转归。因而治疗疾病要扶助正气，祛除邪气，促使疾病向痊愈的方向转化。针灸治疗疾病、美容就是通过在一定穴位上刺激，发挥其扶助正气、祛除邪气的作用，一般是通过针灸处方选穴和施术方法来实现的，针刺用补法和艾灸有扶正的作用，针刺用泻法和放血有祛邪的作用，在具体运用时还应结合穴位的特性来考虑。

15 针灸美容的特点有哪些？

（1）整体治疗，美容持久：整体美容是针灸美容的指导思想，也是针灸美容的一大特色。人体是一个有机的整体，颜面、皮肤、须发、五官、爪甲是整体中的一部分，其荣枯是脏腑、经络、气血盛衰的外在表现。针灸美容从整体观念出发，以针灸的方法为手段，既重视了外部美容疾病的治疗，又对内部脏腑经络气血进行了调理，从根本上达到了强身健体、美容的目的，亦从根本上保证了针灸美容效果的持久性和稳定性。

（2）操作方便，安全可靠：针灸美容使用的医疗工具简单，操作方便，只需不同规格的针具、火罐和艾条等，经严格消毒后，即可进行操作。应用针灸美容一般不破坏皮肤结构，无痛苦，并且不遗留创痛，较之复杂的外科手术和众多的化学合成的美容品，其成本低、费用少、副作用小。在疗效、安全性、可靠性方面具有明显的优势。

（3）多种作用，适应广泛：随着时代的发展，美容的对象越来越多，男女老少都跨入了这一行列，人们对美容的要求也越来越高，需要的是具有多种作用的综合美容方法，而针灸美容正具备了这个特点。如灸法既可使面部皮肤红润白嫩，又能减少和消除皱纹，还可防病治病，强身健体，延年益寿；穴位磁疗既可润肤减皱，又对面部诸疾有一定治疗作用，是一种以预防保健为主，治疗面部疾病为辅的美容方法；又如三棱针法、火针法、穴位贴敷法、拔罐法等都有祛风散寒、清热解毒、活血化瘀、消肿散结等作用，这不仅能治疗损容性皮肤病，而且有保健美容的作用。

穴位美容治疗

 痤疮

（1）头面穴按摩法：

1）取穴：

印堂　两眉头连线的中点。

太阳　在眉梢与外眼角之间，向后约 1 寸的凹陷中。

下关　颧骨弓下缘凹陷中。

迎香　在鼻翼根之外端，鼻翼旁 0.5 寸。

颧髎　在外眼角直下，颧骨下缘凹陷中。

鱼腰　在眉毛正中间，眼平视，与瞳孔垂直。

2）操作方法：

☺印堂、太阳取按法、揉法，其余穴取揉法、抹法，每穴 10～20 次。

（2）体穴按摩法：

1）主穴：

合谷　在手背，第一、第二掌骨间，第二掌骨桡侧的中点。

曲池　在肘区，在尺泽与肱骨外上髁连线中点凹陷处。

内庭　在足背，第二、第三趾间，趾蹼缘后方赤白肉际处。

2）配穴：

阴陵泉　在小腿内侧，胫骨内侧后下方凹陷中。

天枢　在腹中部，脐中旁开 2 寸。

血海　屈膝，在大腿内侧，髌底内侧端上 2 寸，股四头肌内侧头的隆起处。

三阴交 在小腿内侧，足内踝尖上 3 寸，胫骨内侧缘后方。

足三里 在小腿前外侧，犊鼻穴下 3 寸，距胫骨前缘一横指。

支沟 在前臂背侧，阳池穴与肘尖的连线上，腕背横纹上 3 寸，尺骨与桡骨之间。

3）操作方法：

♨ 各穴取按法、揉法，每穴 10 ～ 20 次。

♨ 无论何种类型的粉刺，按揉双手合谷穴，有清热、散风、祛湿除痤的作用。

♨ 大便经常秘结者，双手掌相叠，按顺时针方向按摩上、下腹部，并重点按摩天枢穴。

♨ 大便秘结严重者，加足三里和支沟。

♨ 大便干燥者，加阴陵泉、天枢。

♨ 月经不调者，加血海、三阴交。

（3）耳穴压丸法：

1）主穴：

面颊区 5 区、6 区交界线周围。

肺 在耳甲腔，心穴的上下方和后方，呈马蹄形区域。

胃 耳轮脚消失处周围。

大肠 耳轮脚上方内 1/3 处。

内分泌 耳甲腔底部，屏间切迹内 0.5 厘米。

2）配穴：

皮质下 对耳屏内侧面前下方。

额 对耳屏外侧面前下方下缘中点。

顶 枕穴竖直向下 0.15 厘米处。

小肠 耳轮脚上方中 1/3 处。

3）操作方法：

♨ 患者选取坐位或仰卧位，术者选取药丸对患者耳郭穴位进行敷贴，并嘱患者用拇指以中等力度揉捏药丸3～5分钟，每日4～6次。

💮 头晕头痛者，加皮质下、额、顶。

💮 大便干者，加小肠。

（4）毫针刺法：

1）主穴：

少商 在大拇指外侧指甲角旁约0.1寸。

阳白 瞳孔直上，眉上1寸。

日月 在上腹部，乳头直下，第七肋间隙，前正中线旁开4寸。

章门 在侧腹部，第十一肋骨游离端的下方下1.8寸，第十一肋骨游离端下方垂线与脐水平线的交点。

带脉 章门穴直下平脐处。

肩井 大椎穴与肩峰连线的中点。

太冲 在足背，第一、第二跖骨底之间凹陷中。

2）配穴：

天枢 在腹中部，脐中旁开2寸。

上巨虚 在小腿前外侧，犊鼻穴下6寸。

膈俞 在背部，第七胸椎棘突下，旁开1.5寸。

肾俞 在腰部，第二腰椎棘突下，旁开1.5寸。

3）操作方法：

💮 用毫针刺，留针30分钟。

💮 胃热者，加天枢、上巨虚。

💮 肝郁者，加膈俞。

💮 肾虚者，加肾俞。

（5）三棱针法加拔罐法：

1）取穴：

大椎 在后正中线上，第七颈椎棘突下凹陷中。

肺俞 在背部，第三胸椎棘突下，旁开1.5寸。

2）操作方法：

☺ 常规消毒后，用大三棱针快速点刺上述穴位，立即加拔大火罐，一般留罐 10 分钟。

☺ 隔日 1 次，1 个疗程为 4～7 次，最多治疗 10 次。

（6）三棱针法：

1）取穴：

身柱 在背部，后正中线上，第三胸椎棘突下凹陷中。

少商 在大拇指外侧指甲角旁约 0.1 寸。

合谷 在手背，第一、第二掌骨间，第二掌骨桡侧的中点。

2）操作方法：

☺ 常规消毒后，右手持 5 号三棱针，快速点刺上述穴位，点刺后轻轻挤压，出血 2～5 滴即可。隔日 1 次，10 次为 1 个疗程。

☺ 请注意身柱穴为"督脉脉气所发"，"对一切疔疮颇有特效"，为必取之穴位。

（7）毫针刺法加拔罐法：

1）取穴：

大椎 在后正中线上，第七颈椎棘突下凹陷中。

2）操作方法：

☺ 用 1～1.5 寸 28 号毫针，刺入大椎穴，得气后留针 20 分钟。留针期间，每隔 5 分钟捻针 1 次。

☺ 取针后加拔大火罐，留罐约 10 分钟，每周 2～3 次，3～4 周为 1 个疗程。

（8）特别提示：

☺ 宜用硫黄香皂擦洗，可减少皮肤油腻。

☺ 忌挤压，因为挤压常会使已发炎的皮疹扩散而加重感染，愈合后往往遗留凹陷的瘢痕。挤压还会使小血管破裂，血液外溢而成黑色斑。

☺ 忌用或慎用避孕药、副肾上腺皮质激素、制酸剂等药物。

☺ 忌用油性化妆品。

雀斑

（1）头面穴按摩法：

1）取穴：

下关 颧骨弓下缘凹陷中。

四白 瞳孔直下，眶下孔凹陷中。

颧髎 在外眼角直下，颧骨下缘凹陷中。

鱼腰 在眉毛正中间，眼平视，与瞳孔垂直。

2）操作方法：

🌼 以上穴位每日早、晚各按摩1次。

🌼 按摩时可涂上雀斑霜或双氧水（过氧化氢），并重点按摩雀斑密集部位，用力稍重，则效果较好。

🌼 在雀斑上重用掐法，以局部发红为度。

（2）体穴按摩法：

1）取穴：

合谷 在手背，第一、第二掌骨间，第二掌骨桡侧的中点。

太冲 在足背，第一、第二跖骨底之间凹陷中。

曲池 在肘区，在尺泽与肱骨外上髁连线中点凹陷处。

血海 屈膝，在大腿内侧，髌底内侧端上2寸，股四头肌内侧头的隆起处。

膈俞 在背部，第七胸椎棘突下，旁开1.5寸。

2）操作方法：

🌼 以上穴位每日早、晚各1次，每次5分钟左右即可。

🌼 亦可在课间、午休等短暂休息时按摩。

（3）耳穴压丸法：

1）主穴：

面颊区 5区、6区交界线周围。

肺 在耳甲腔，心穴的上下方和后方，呈马蹄形区域。

内分泌 耳甲腔底部，屏间切迹内 0.5 厘米。

皮质下 对耳屏内侧面前下方。

2) 配穴：

肝 耳甲艇的后下方。

胃 耳轮脚消失处周围。

脾 耳甲腔的后上方，胃穴与轮屏切迹连线的中点。

3) 操作方法：

🌀 患者选取坐位或仰卧位，术者选取药丸对患者耳郭穴位进行敷贴，并嘱患者用拇指以中等力度揉捏药丸，以出现胀痛为准，每次 3～5 分钟，每日 1～2 次。

🌀 急躁容易生气者，加肝。

🌀 食欲不好者，加胃、脾。

(4) 毫针刺法：

1) 主穴：

太冲 在足背，第一、第二跖骨底之间凹陷中。

期门 在胸部，乳头直下，第六肋间隙，前正中线旁开 4 寸。

章门 在侧腹部，第十一肋骨游离端的下方下 1.8 寸，第十一肋骨游离端下方垂线与脐水平线的交点。

足五里 在大腿内侧，气冲穴直下 3 寸，大腿根部，耻骨结节的下方，长收肌的外缘。

肝俞 在背部，第九胸椎棘突下，旁开 1.5 寸。

2) 配穴：

脾俞 在背部，第十一胸椎棘突下，旁开 1.5 寸。

隔俞 在背部，第七胸椎棘突下，旁开 1.5 寸。

肾俞 在腰部，第二腰椎棘突下，旁开 1.5 寸。

3) 操作方法：

🌀 用毫针刺，以快针为主，期门、肝俞留针 30 分钟。

🌀 脾虚者，加脾俞。

☺急躁易生气者，加膈俞。

☺肾虚者，加肾俞。

（5）火针法：

1）取穴：

阿是穴　以压痛点或其他反应点作为穴位，在本病中可以选择雀斑斑点中心。

2）操作方法：

☺视雀斑斑点大小，选好相应型号的平头火针，在酒精灯上烧至针头发红时，对准斑点中心点刺，动作要轻、快、准，点刺后斑点变为灰白色，此后自然结痂，1～2周后结痂脱落，斑点消失，不留瘢痕。

（6）特别提示：

☺宜多食富含维生素C的食物，如新鲜蔬菜和水果等，因为维生素C可使皮肤中已形成的黑色素还原成为无色物质以及可使黑色素转变为水溶性的胶质样物质，从而加速黑色素的消失。

☺宜心情舒畅，情绪稳定，有助于预防雀斑的发生。

☺宜避免阳光对面部皮肤的直接照射，外出应采取戴帽、撑伞等遮阳措施。

 黄褐斑

（1）头面穴按摩法：

1）取穴：

太阳　在眉梢与外眼角之间，向后约1寸的凹陷中。

下关　颧骨弓下缘凹陷中。

四白　瞳孔直下，眶下孔凹陷中。

颧髎　在外眼角直下，颧骨下缘凹陷中。

鱼腰　在眉毛正中间，眼平视，与瞳孔垂直。

2）操作方法：

☺以上穴位每日早、晚各按摩1次。

⚘ 按揉黄褐斑区域内最接近黄褐斑的穴位，力度宜稍大，以黄褐斑区域内有酸、胀等"得气"的感觉为佳。

⚘ 在黄褐斑区域内或黄褐斑比较集中和明显的部位，采用搓、擦、按、揉、摩、掐等手法，以该处皮肤发红为度，有促进色素细胞代谢的作用。

⚘ 在做面部按摩时，可在面部涂上双氧水（过氧化氢）或雀斑霜，以增强疗效。

（2）体穴按摩法：

1）主穴：

阴陵泉　在小腿内侧，胫骨内侧后下方凹陷中。

合谷　在手背，第一、第二掌骨间，第二掌骨桡侧的中点。

足三里　在小腿前外侧，犊鼻穴下3寸，距胫骨前缘一横指。

2）配穴：

三阴交　在小腿内侧，足内踝尖上3寸，胫骨内侧缘后方。

关元　在下腹部，前正中线上，脐下3寸。

天枢　在腹中部，脐中旁开2寸。

3）操作方法：

⚘ 以上穴位以揉法为主，每穴15分钟左右即可。

⚘ 亦可在课间、午休或短暂休息时按摩。

⚘ 月经不调、经量增多或减少者，加按揉三阴交和关元。

⚘ 长期大便秘结或长期大便稀薄者，加按揉天枢。

（3）耳穴压丸法：

1）主穴：

面颊区　5区、6区交界线周围。

肺　在耳甲腔，心穴的上下方和后方，呈马蹄形区域。

神门　降压点与盆腔连线中下1/3交接处。

内分泌　耳甲腔底部，屏间切迹内0.5厘米。

心　耳甲腔中央凹陷处。

皮质下　对耳屏内侧面前下方。

2）配穴：

肝 耳甲艇的后下方。

交感 对耳轮下脚与耳轮内侧交接处。

胃 耳轮脚消失处周围。

脾 耳甲腔的后上方，胃穴与轮屏切迹连线的中点。

3）操作方法：

☾ 患者选取坐位或仰卧位，术者选取药丸对患者耳郭穴位进行敷贴，并嘱患者用拇指以中等力度揉捏药丸，以出现胀痛为准，每次 3～5 分钟，每日 1～2 次。

☾ 急躁容易生气者，加肝。

☾ 心烦容易生气者，加肝、交感。

☾ 食欲不好者，加胃、脾。

（4）毫针刺法：

1）主穴：

太冲 在足背，第一、第二跖骨底之间凹陷中。

期门 在胸部，乳头直下，第六肋间隙，前正中线旁开 4 寸。

三阴交 在小腿内侧，足内踝尖上 3 寸，胫骨内侧缘后方。

血海 屈膝，在大腿内侧，髌底内侧端上 2 寸，股四头肌内侧头的隆起处。

大椎 在后正中线上，第七颈椎棘突下凹陷中。

2）配穴：

内关 在前臂掌侧，曲泽与大陵的连线上，腕横纹上 2 寸，掌长肌腱与桡侧腕屈肌腱之间。

天枢 在腹中部，脐中旁开 2 寸。

气海 在下腹部，前正中线上，脐下 1.5 寸。

3）操作方法：

☾ 毫针刺，留针 30 分钟，内关、血海可用快针刺。

☾ 烦心忧思者，加内关。

☾ 大便不好者，加天枢。

☺ 常觉得气短身上没劲儿者，加气海。

(5)三棱针法加拔罐法：

1)取穴：

血海 屈膝，在大腿内侧，髌底内侧端上2寸，股四头肌内侧头的隆起处。

大椎 在后正中线上，第七颈椎棘突下凹陷中。

2)操作方法：

☺ 常规消毒后，用大三棱针快速点刺上述穴位，立即加拔大火罐，一般留罐10分钟。隔日1次，4～7次为1个疗程，最多治疗10次。

(6)三棱针法：

1)取穴：

大椎 在后正中线上，第七颈椎棘突下凹陷中。

少商 在大拇指外侧指甲角旁约0.1寸。

2)操作方法：

☺ 常规消毒后，右手持5号三棱针，快速点刺上述穴位，点刺后轻轻挤压，出血2～5滴即可。隔日1次，10次为1个疗程。

☺ 大椎穴为督脉之穴位，可以主一身之阳气。少商穴可以清热泻火。

(7)毫针刺法加拔罐法：

1)取穴：

大椎 在后正中线上，第七颈椎棘突下凹陷中。

2)操作方法：

☺ 用1～1.5寸28号毫针，刺入大椎穴，得气后留针20分钟。留针期间，每隔5分钟捻针1次。

☺ 取针后加拔火罐，留罐约10分钟，每周2～3次，3～4周为1个疗程。

(8)特别提示：

☺ 宜保持精神愉快，积极治疗内分泌障碍及慢性疾病。

☺ 宜多食富含维生素C的新鲜蔬菜及山楂、橘子、鲜枣等水果。

☺ 宜多食富含维生素E的食物，如结球甘蓝（卷心菜）、花菜、白芝麻等。

☺ 忌阳光直射面部，以免色斑加深。

酒渣鼻

（1）头面穴按摩法：

1）取穴：

迎香　在鼻翼根之外端，鼻翼旁 0.5 寸。

颧髎　在外眼角直下，颧骨下缘凹陷中。

地仓　在口角旁开 0.4 寸。

素髎　在鼻头端正中。

2）操作方法：

☺ 以上穴位每日早、晚各按摩 1 次。

☺ 按揉酒渣鼻区域内的穴位，力度要小。颧髎和地仓穴可以力度稍大些，但要以不损坏皮肤为度。每穴按摩 10～30 分钟。

☺ 在做面部按摩时，可在面部涂上油脂类按摩膏，以免损伤面部皮肤。

（2）体穴按摩法：

1）主穴：

合谷　在手背，第一、第二掌骨间，第二掌骨桡侧的中点。

行间　在足背，第一、第二趾间，趾蹼缘的后方赤白肉际处。

太溪　在足内侧、内踝后方，内踝尖与跟腱之间的凹陷中。

内关　在前臂掌侧，曲泽与大陵的连线上，腕横纹上 2 寸，掌长肌腱与桡侧腕屈肌腱之间。

2）配穴：

命门　在腰部，后正中线上，第二腰椎棘突下凹陷中。

肾俞　在腰部，第二腰椎棘突下，旁开 1.5 寸。

脾俞　在背部，第十一胸椎棘突下，旁开 1.5 寸。

足三里　在小腿前外侧，犊鼻穴下 3 寸，距胫骨前缘一横指。

血海　屈膝，在大腿内侧，髌底内侧端上 2 寸，股四头肌内侧头的隆起处。

3）操作方法：

✿ 穴位以点法为主，每穴 15 分钟，每日可行多次。

✿ 四肢穴位力度要小，躯干穴位用力可稍大些。

✿ 腰膝酸软者，加命门、肾俞。

✿ 消瘦纳呆者，加脾俞、足三里。

✿ 鼻部刺痛者，加血海。

（3）耳穴压丸法：

1）主穴：

内鼻 耳屏内侧面下 1/2 的中点。

肺 在耳甲腔，心穴的上下方和后方，呈马蹄形区域。

肾上腺 耳屏外侧下 1/2 隆起平面的中点。

内分泌 在屏间切迹底部。

2）配穴：

热穴 尾椎与腹两穴之间。

渴点 屏尖与外鼻两穴连线的中点。

咽喉 耳屏内侧面上 1/2 的中点。

小肠 耳轮脚上方中 1/3 处。

大肠 耳轮脚上方内 1/3 处。

3）操作方法：

✿ 患者选取坐位或仰卧位，术者选取药丸对患者耳郭穴位进行敷贴，并嘱患者用拇指以中等力度揉捏药丸 3～5 分钟，每日 4～6 次。

✿ 口渴思饮者，加热穴、渴点、咽喉。

✿ 大便干者，加小肠、大肠。

（4）毫针刺法：

1）主穴：

太阳 在眉梢与外眼角之间，向后约 1 寸的凹陷中。

印堂 两眉头连线的中点。

合谷 在手背，第一、第二掌骨间，第二掌骨桡侧的中点。

迎香 在鼻翼根之外端,鼻翼旁0.5寸。

内关 在前臂掌侧,曲泽与大陵的连线上,腕横纹上2寸,掌长肌腱与桡侧腕屈肌腱之间。

外关 在前臂背侧,阳池与肘尖的连线上,腕背横纹上2寸,尺骨与桡骨之间。

阿是穴 以压痛点或其他反应点作为穴位,在本病中可以选择鼻子附近或鼻子上。

2)配穴:

上星 囟会穴前1寸或前发际正中直上1寸。

禾髎 水沟穴旁开0.5寸。

内庭 在足背,第二、第三趾间,趾蹼缘后方赤白肉际处。

二间 微握拳,在手食指桡侧掌指关节前凹陷中。

3)操作方法:

♡ 用毫针刺,留针30分钟。

♡ 鼻涕多者,加上星、禾髎。

♡ 大便干燥、疼痛严重者,加内庭、二间。

(5)三棱针法加拔罐法:

1)取穴:

脾俞 在背部,第十一胸椎棘突下,旁开1.5寸。

三阴交 在小腿内侧,足内踝尖上3寸,胫骨内侧缘后方。

2)操作方法:

♡ 常规消毒后,用大三棱针快速点刺上述穴位,立即加拔大火罐,一般留罐10分钟。

(6)三棱针法:

1)取穴:

合谷 在手背,第一、第二掌骨间,第二掌骨桡侧的中点。

三阴交 在小腿内侧,足内踝尖上3寸,胫骨内侧缘后方。

2）操作方法：

🌸 常规消毒后，右手持 5 号三棱针，快速点刺上述穴位，点刺后轻轻挤压，出血 2 ～ 5 滴即可。隔日 1 次，10 次为 1 个疗程。

（7）特别提示：

🌸 注意个人清洁卫生，勤洗澡，勤换衣，保持面部的干净，尤其鼻部皮肤的清洁。

🌸 不要用手去挤、捏、掐鼻部，否则容易使炎症向深部发展，造成毁容性瘢痕。

🌸 少吃油腻的食物，以清淡的饮食为宜。

🌸 少吃刺激性的食物，如辣椒、葱、蒜等。

 面部扁平疣

（1）头面穴按摩法：

1）取穴：

太阳　在眉梢与外眼角之间，向后约 1 寸的凹陷中。

下关　颧骨弓下缘凹陷中。

颧髎　在外眼角直下，颧骨下缘凹陷中。

颊车　咬紧牙关时，咬肌隆起的最高点。

四神聪　在头顶，百会穴前、后、左、右各 1 寸，共 4 穴。

2）操作方法：

🌸 以上穴位每日早、晚各按摩 1 次。按揉疣周边区域内的穴位，力度要小。每穴按摩 10 ～ 30 分钟。

🌸 在做面部按摩时，可在面部涂上油脂类面霜，以免损伤面部皮肤。

（2）体穴按摩法：

1）主穴：

合谷　在手背，第一、第二掌骨间，第二掌骨桡侧的中点。

外关　在前臂背侧，阳池与肘尖的连线上，腕背横纹上 2 寸，尺骨与桡骨之间。

养老 在前臂背面尺侧，尺骨小头近端桡侧凹陷中。

三阴交 在小腿内侧，足内踝尖上 3 寸，胫骨内侧缘后方。

阿是穴 以压痛点或其他反应点作为穴位，本病可选择疣的顶端。

2）配穴：

命门 在腰部，后正中线上，第二腰椎棘突下凹陷中。

脾俞 在背部，第十一胸椎棘突下，旁开 1.5 寸。

阴陵泉 在小腿内侧，胫骨内侧后下方凹陷中。

3）操作方法：

Ⓦ 以点法为主，养老穴可用揉法，每穴 15～20 分钟。中等力度。

Ⓦ 疲惫易累者，加命门。

Ⓦ 消化不好者，加脾俞。

Ⓦ 急躁易生气者，加阴陵泉。

（3）耳穴压丸法：

1）主穴：

肺 在耳甲腔，心穴的上下方和后方，呈马蹄形区域。

神门 降压点与盆腔连线中下 1/3 交接处。

肾上腺 耳屏外侧下 1/2 隆起平面的中点。

肝 耳甲艇的后下方。

脾 耳甲腔的后上方，胃穴与轮屏切迹连线的中点。

缘中 对耳屏外上方上缘中点。

2）配穴：

大肠 耳轮脚上方内 1/3 处。

小肠 耳轮脚上方中 1/3 处。

热穴 尾椎与腹两穴之间。

3）操作方法：

Ⓦ 患者选取坐位或仰卧位，术者选取药丸对患者耳郭穴位进行敷贴，并嘱患者用拇指以中等力度揉捏药丸 3～5 分钟，每日 4～6 次。

Ⓦ 大便不好者，加大肠、小肠。

☺ 夜里身热者，加热穴。

（4）毫针刺法：

1）主穴：

合谷　在手背，第一、第二掌骨间，第二掌骨桡侧的中点。

外关　在前臂背侧，阳池与肘尖的连线上，腕背横纹上2寸，尺骨与桡骨之间。

关元　在下腹部，前正中线上，脐下3寸。

三阴交　在小腿内侧，足内踝尖上3寸，胫骨内侧缘后方。

百会　后发际正中直上7寸，或头部正中线与两耳尖连线的交点。

气海　在下腹部，前正中线上，脐下1.5寸。

2）配穴：

脾俞　在背部，第十一胸椎棘突下，旁开1.5寸。

太冲　在足背，第一、第二跖骨底之间凹陷中。

天枢　在腹中部，脐中旁开2寸。

3）操作方法：

☺ 用毫针刺，留针30分钟。

☺ 手脚没劲儿者，加脾俞。

☺ 容易生气者，加太冲。

☺ 大便干燥者，加天枢。

（5）三棱针法加拔罐法：

1）取穴：

肝俞　在背部，第九胸椎棘突下，旁开1.5寸。

脾俞　在背部，第十一胸椎棘突下，旁开1.5寸。

2）操作方法：

☺ 常规消毒后，用大三棱针快速点刺上述穴位，立即加拔大火罐，一般留罐10分钟。

（6）三棱针法：

1）取穴：

少商　在大拇指外侧指甲角旁约0.1寸。

太冲　在足背，第一、第二跖骨底之间凹陷中。

阿是穴　以压痛点或其他反应点作为穴位，本病可选择疣的顶端。

2）操作方法：

☺ 常规消毒后，右手持5号三棱针，快速点刺上述穴位，点刺后轻轻挤压，出血2～5滴即可。

☺ 隔日1次，10次为1个疗程。

☺ 在疣的顶端用针刺入，不要太深，拔针后注意消毒。

（7）特别提示：

☺ 避免进食刺激性较大的食物，如辛辣、腥味食物。

☺ 调畅情志，保持大便通畅。

 脱发

（1）头面穴按摩法：

1）取穴：

印堂　两眉头连线的中点。

下关　颧骨弓下缘凹陷中。

百会　后发际正中直上7寸，或头部正中线与两耳尖连线的交点。

四神聪　在头顶，百会穴前、后、左、右各1寸，共4穴。

2）操作方法：

☺ 以上穴位每晚按摩1次，每穴按摩20～30分钟。按揉脱发区域的穴位，力度要小。

☺ 在做面部按摩时，可在面部涂上油脂类面霜，以免损伤面部皮肤。

（2）体穴按摩法：

1）主穴：

百会　后发际正中直上7寸，或头部正中线与两耳尖连线的交点。

大椎　在后正中线上，第七颈椎棘突下凹陷中。

三阴交　在小腿内侧，足内踝尖上3寸，胫骨内侧缘后方。

阿是穴　以压痛点或其他反应点作为穴位，在本病中可选后颈部、脱发区。

2）配穴：

血海 屈膝，在大腿内侧，髌底内侧端上 2 寸，股四头肌内侧头的隆起处。

风池 在颈部，枕骨之下，与风府相平，胸锁乳突肌与斜方肌上端之间的凹陷中。

风府 在颈部，后发际正中直上 1 寸，枕外隆凸直下，两侧斜方肌之间凹陷中。

外关 在前臂背侧，阳池与肘尖的连线上，腕背横纹上 2 寸，尺骨与桡骨之间。

3）操作方法：

🌸 以揉法为主，中等力度，每穴 10 ～ 20 分钟。

🌸 阴虚燥热者，加血海。

🌸 头晕头痛者，加风池、风府。

🌸 烦躁易怒者，加外关。

（3）耳穴压丸法：

1）主穴：

肝 耳甲艇的后下方。

肺 在耳甲腔，心穴的上下方和后方，呈马蹄形区域。

肾 对耳轮上下脚分叉处直下方的耳甲艇处。

内分泌 耳甲腔底部，屏间切迹内 0.5 厘米。

皮质下 对耳屏内侧面前下方。

2）配穴：

交感 对耳轮下脚与耳轮内侧交接处。

肾上腺 耳屏外侧下 1/2 隆起平面的中点。

渴点 屏尖与外鼻两穴连线的中点。

热穴 尾椎与腹两穴之间。

3）操作方法：

🌸 患者选取坐位或仰卧位，术者选取药丸对患者耳郭穴位进行敷贴，并嘱患者用拇指以中等力度揉捏药丸 3～5 分钟，每日 4～6 次。

☪ 腰酸腰疼者，加交感、肾上腺。

☪ 口渴思饮者，加渴点、热穴。

（4）毫针刺法：

1）主穴：

风池 在颈部，枕骨之下，与风府相平，胸锁乳突肌与斜方肌上端之间的凹陷中。

风府 在颈部，后发际正中直上 1 寸，枕外隆凸直下，两侧斜方肌之间凹陷中。

内关 在前臂掌侧，曲泽与大陵的连线上，腕横纹上 2 寸，掌长肌腱与桡侧腕屈肌腱之间。

三焦俞 在腰部，第一腰椎棘突下，旁开 1.5 寸。

神堂 在背部，第五胸椎棘突下，旁开 3 寸。

肾俞 在腰部，第二腰椎棘突下，旁开 1.5 寸。

肝俞 在背部，第九胸椎棘突下，旁开 1.5 寸。

2）配穴：

外关 在前臂背侧，阳池与肘尖的连线上，腕背横纹上 2 寸，尺骨与桡骨之间。

太冲 在足背，第一、第二跖骨底之间凹陷中。

足三里 在小腿前外侧，犊鼻穴下 3 寸，距胫骨前缘一横指。

3）操作方法：

☪ 用毫针刺，留针 30 分钟。

☪ 头晕头痛者，加外关。

☪ 急躁容易生气者，加太冲。

☪ 食欲不好者，加足三里。

（5）三棱针法加拔罐法：

1）取穴：

肝俞 在背部，第九胸椎棘突下，旁开 1.5 寸。

大椎　在后正中线上，第七颈椎棘突下凹陷中。

2）操作方法：

❀ 常规消毒后，用大三棱针快速点刺上述穴位，立即加拔大火罐，一般留罐 10 分钟。

（6）三棱针法：

1）取穴：

太冲　在足背，第一、第二跖骨底之间凹陷中。

阿是穴　以压痛点或其他反应点作为穴位，在本病中可选脱发的部位。

2）操作方法：

❀ 常规消毒后，右手持 5 号三棱针，快速点刺上述穴位，点刺后轻轻挤压，出血 2 ～ 5 滴即可。

❀ 脱发的局部要注意不能刺太深，以微出血为度。隔日 1 次，7 次为 1 个疗程。

（7）特别提示：

❀ 不要着急生气，保证充分的睡眠和营养。

❀ 少吃刺激性较强的食物，如辛辣、腥味食物。

 面瘫

（1）头面穴按摩法：

1）取穴：

印堂　两眉头连线的中点。

太阳　在眉梢与外眼角之间，向后约 1 寸的凹陷中。

颧髎　在外眼角直下，颧骨下缘凹陷中。

地仓　在口角旁开 0.4 寸。

颊车　咬紧牙关时，咬肌隆起的最高点。

2）操作方法：

❀ 印堂、太阳可用点法。

☺ 颧髎、地仓、颊车用揉法。

☺ 面部穴位用力应轻，每日早、晚各 1 次。每穴按摩 10 ～ 30 分钟。

（2）体穴按摩法：

1）主穴：

合谷　在手背，第一、第二掌骨间，第二掌骨桡侧的中点。

足三里　在小腿前外侧，犊鼻穴下 3 寸，距胫骨前缘一横指。

肺俞　在背部，第三胸椎棘突下，旁开 1.5 寸。

脾俞　在背部，第十一胸椎棘突下，旁开 1.5 寸。

2）配穴：

太渊　屈手腕时手腕上有一条横纹，手心向前在腕横纹的外侧。

鱼际　第一掌骨中点之桡侧，赤白肉际处。

大椎　在后正中线上，第七颈椎棘突下凹陷中。

神堂　在背部，第五胸椎棘突下，旁开 3 寸。

3）操作方法：

☺ 以揉法为主，中等力度，每穴 20 ～ 30 分钟。

☺ 因热盛者，加太渊、鱼际。

☺ 因受寒发病者，加大椎、神堂。

（3）耳穴压丸法：

1）主穴：

面颊区　5 区、6 区交界线周围。

肝　耳甲艇的后下方。

眼　5 区中点。

口　外耳道口后上 1/3 与耳轮脚起始连线的中点。

丘脑　对耳屏内侧面中线下端。

2）配穴：

屏尖　耳屏外侧上 1/2 隆起平面的中点。

额　对耳屏外侧面前下方下缘中点。

3）操作方法：

☙ 患者选取坐位或仰卧位，术者选取药丸对患者耳郭穴位进行敷贴，并嘱患者用拇指以中等力度揉捏药丸3～5分钟，每日4～6次。

☙ 头晕头疼者，加屏尖。

☙ 意识障碍者，加额。

（4）毫针刺法：

1）主穴：

地仓 在口角旁开0.4寸。

颊车 咬紧牙关时，咬肌隆起的最高点。

合谷 在手背，第一、第二掌骨间，第二掌骨桡侧的中点。

内庭 在足背，第二、第三趾间，趾蹼缘后方赤白肉际处。

风池 在颈部，枕骨之下，与风府相平，胸锁乳突肌与斜方肌上端之间的凹陷中。

2）配穴：

翳风 耳垂后方，下颌角与乳突间凹陷中。

外关 在前臂背侧，阳池与肘尖的连线上，腕背横纹上2寸，尺骨与桡骨之间。

阳陵泉 在小腿外侧，腓骨小头前下方凹陷中。

阳白 瞳孔直上，眉上1寸。

颧髎 在外眼角直下，颧骨下缘凹陷中。

四白 瞳孔直下，眶下孔凹陷中。

下关 颧骨弓下缘凹陷中。

太阳 在眉梢与外眼角之间，向后约1寸的凹陷中。

瞳子髎 在面部，外眼角旁，眶外侧缘处。

承浆 在面部，颏唇沟的正中凹陷中。

足三里 在小腿前外侧，犊鼻穴下3寸，距胫骨前缘一横指。

三阴交 在小腿内侧，足内踝尖上3寸，胫骨内侧缘后方。

3）操作方法：

☺ 用毫针刺，留针 30 分钟。

☺ 耳后疼痛者，加翳风、外关、阳陵泉。

☺ 闭眼不全者，加阳白。

☺ 面部麻木者，加颧髎、四白。

☺ 食物滞留者，加下关。

☺ 流泪者，加太阳、瞳子髎。

☺ 流涎者，加承浆。

☺ 面肌痉挛者，加足三里、三阴交。

（5）三棱针法加拔罐法：

1）取穴：

肺俞 在背部，第三胸椎棘突下，旁开 1.5 寸。

脾俞 在背部，第十一胸椎棘突下，旁开 1.5 寸。

2）操作方法：

☺ 常规消毒后，用大三棱针快速点刺上述穴位，立即加拔大火罐，一般留罐 10 分钟。

（6）三棱针法：

1）取穴：

少商 在大拇指外侧指甲角旁约 0.1 寸。

印堂 两眉头连线的中点。

2）操作方法：

☺ 常规消毒后，右手持 5 号三棱针，快速点刺少商，印堂应用浅刺法，点刺后轻轻挤压，出血 2～5 滴即可。

☺ 隔日 1 次，10 次为 1 个疗程。

（7）特别提示：

☺ 避免吹风受寒，可做面部按摩和热敷。

☺ 防止眼部感染，可用眼罩并用眼药水点眼，每日 2～3 次。

☺ 本病可配合针刺，采取浅刺、透刺。第一周，面神经处于水肿期，效果不显著。此病早期，面神经处于麻痹阶段，可用电针，配以疏波可尽早恢复面神经的功能，但病变后期最好不用电针治疗，因其可导致面肌抽筋，或挛缩而形成向患侧㖞斜的"倒错"现象。

☺ 注意面部保暖，多休息。少食辛辣食物，戒烟、戒酒等。

 化妆品过敏

（1）头面穴按摩法：

1）取穴：

印堂 两眉头连线的中点。

四白 瞳孔直下，眶下孔凹陷中。

迎香 在鼻翼根之外端，鼻翼旁 0.5 寸。

颊车 咬紧牙关时，咬肌隆起的最高点。

四神聪 在头顶，百会穴前、后、左、右各 1 寸，共 4 穴。

2）操作方法：

☺ 以上穴位每晚按摩 1 次，面部穴位用力应轻，每穴按摩 10 ～ 30 分钟。

（2）体穴按摩法：

1）主穴：

曲池 在肘区，在尺泽与肱骨外上髁连线中点凹陷处。

足三里 在小腿前外侧，犊鼻穴下 3 寸，距胫骨前缘一横指。

合谷 在手背，第一、第二掌骨间，第二掌骨桡侧的中点。

命门 在腰部，后正中线上，第二腰椎棘突下凹陷中。

内关 在前臂掌侧，曲泽与大陵的连线上，腕横纹上 2 寸，掌长肌腱与桡侧腕屈肌腱之间。

三阴交 在小腿内侧，足内踝尖上 3 寸，胫骨内侧缘后方。

2）配穴：

期门 在胸部，乳头直下，第六肋间隙，前正中线旁开 4 寸。

地机 阴陵泉穴下 3 寸。

阴陵泉 在小腿内侧，胫骨内侧后下方凹陷中。

3）操作方法：

☙ 以揉法为主，中等力度，每穴 20 ～ 30 分钟。

☙ 气滞者，加期门。

☙ 血瘀者，加地机、阴陵泉。

（3）耳穴压丸法：

1）主穴：

神门　降压点与盆腔连线中下 1/3 交接处。

交感　对耳轮下脚与耳轮内侧交接处。

皮质下　对耳屏内侧面前下方。

肾上腺　耳屏外侧下 1/2 隆起平面的中点。

心　耳甲腔中央凹陷处。

2）配穴：

肝　耳甲艇的后下方。

肾　对耳轮上下脚分叉处直下方的耳甲艇处。

小肠　耳轮脚上方中 1/3 处。

大肠　耳轮脚上方内 1/3 处。

3）操作方法：

☙ 患者选取坐位或仰卧位，术者选取药丸对患者耳郭穴位进行敷贴，并嘱患者用拇指以中等力度揉捏药丸 3 ～ 5 分钟，每日 4 ～ 6 次。

☙ 烦躁易怒者，加肝。

☙ 腰膝酸软者，加肾。

☙ 大便干者，加小肠、大肠。

（4）毫针刺法：

1）主穴：

百会　后发际正中直上 7 寸，或头部正中线与两耳尖连线的交点。

风池　在颈部，枕骨之下，与风府相平，胸锁乳突肌与斜方肌上端之间的凹陷中。

内关　在前臂掌侧，曲泽与大陵的连线上，腕横纹上 2 寸，掌长肌腱与桡侧腕屈肌腱之间。

神门 在腕部，腕掌横纹尺侧端，尺侧腕屈肌腱的桡侧凹陷中。

关元 在下腹部，前正中线上，脐下 3 寸。

2）配穴：

涌泉 在足底部，卷足时足前部凹陷中，约足底第二、第三趾趾缝纹头端与足跟连线的前 1/3 处。

印堂 两眉头连线的中点。

神庭 前发际正中直上 0.5 寸。

肾俞 在腰部，第二腰椎棘突下，旁开 1.5 寸。

心俞 在背部，第五胸椎棘突下，旁开 1.5 寸。

命门 在腰部，后正中线上，第二腰椎棘突下凹陷中。

志室 在腰部，第二腰椎棘突下，旁开 3 寸。

3）操作方法：

🌸 用毫针刺，留针 30 分钟。

🌸 失眠者，加涌泉。

🌸 易激动者，加印堂、神庭。

🌸 手足心发热者，加肾俞、心俞。

🌸 遗精阳痿者，加命门、志室。

（5）三棱针法加拔罐法：

1）取穴：

神门 在腕部，腕掌横纹尺侧端，尺侧腕屈肌腱的桡侧凹陷中。

2）操作方法：

🌸 常规消毒后，用大三棱针快速点刺上述穴位，立即加拔大火罐，一般留罐 10 分钟。

（6）三棱针法：

1）取穴：

大椎 在后正中线上，第七颈椎棘突下凹陷中。

风池 在颈部，枕骨之下，与风府相平，胸锁乳突肌与斜方肌上端之间的凹陷中。

2）操作方法：

☺ 常规消毒后，右手持 5 号三棱针，快速点刺大椎、风池，点刺后轻轻挤压，出血 2 ～ 5 滴即可。

☺ 隔日 1 次，10 次为 1 个疗程。

（7）特别提示：

☺ 在更换化妆品时，先在自己的皮肤上做化妆品过敏试验。具体方法是：取少许化妆品，涂在自己的手腕内侧，然后覆盖纱布和塑料薄膜。过 1 ～ 2 天后除去覆盖物，再经 1 ～ 2 小时，如有红肿及斑疹即为过敏反应。如无此反应则可放心使用。

☺ 忌用劣质化妆品。

☺ 忌食辛辣、海鲜、油炸、煎烤的食物。

9 白癜风

（1）灸法加电磁波治疗法：

1）选穴：

阿是穴 皮损区。

2）操作方法：

☺ 先用皮肤针叩打患者的皮损区，以局部微出血为度，然后用艾条进行艾灸。艾灸的治疗时间，一般以一根艾条灸完为止，最后用医用的电磁波治疗仪，治疗 30 分钟左右，每日 1 次。

（2）耳穴埋针法：

1）选穴：

肺 在耳甲腔，心穴的上下方和后方，呈马蹄形区域。

内分泌 耳甲腔底部，屏间切迹内 0.5 厘米。

肾上腺 耳屏外侧下 1/2 隆起平面的中点。

枕 位于对耳屏外侧面的后部。

2）操作方法：

☽ 在耳部找到相应的部位并定位后，用酒精消毒，然后把耳针埋到相应的穴位上。一般采用单侧埋针、双耳交替的方法。

（3）耳穴毫针法：

1）选穴：

肺 在耳甲腔，心穴的上下方和后方，呈马蹄形区域。

神门 降压点和盆腔连线中下 1/3 交接处。

肝 耳甲艇的后下方。

肾 对耳轮上下脚分叉处直下方的耳甲艇处。

内分泌 耳甲腔底部，屏间切迹内 0.5 厘米。

皮质下 对耳屏内侧面前下方。

枕 位于对耳屏外侧面的后部。

2）操作方法：

☽ 在耳部找到相应的部位并定位后，用酒精消毒，然后将毫针迅速刺入相应的耳穴，留针 20 ～ 30 分钟，期间行针 3 ～ 5 次，隔天针刺 1 次，15 次为一个疗程。

 面色黑痣

（1）毫针刺法：

1）选穴：

曲池 在肘区，在尺泽与股骨外上髁连线中点凹陷处。

气海 在下腹部，前正中线上，脐下 1.5 寸。

足三里 在小腿前外侧，犊鼻穴下 3 寸，距胫骨前缘一横指。

2）操作方法：

☽ 在身体上找到相应的穴位并定位后，用酒精消毒，然后用毫针直刺入穴位，用补法，留针 20 ～ 30 分钟，期间行针 3 ～ 5 次，5 次为一个疗程。

（2）耳穴压丸法 1：

1）选穴：

神门　降压点和盆腔连线中下 1/3 交接处。

子宫　位于三角窝前 1/3 的下部，三角窝底之内侧凹陷处。

肝　耳甲艇的后下方。

脾　耳甲腔的后上方，胃穴与轮屏切迹连线的中点。

肾　对耳轮上下脚分叉处直下方的耳甲艇处。

内分泌　耳甲腔底部，屏间切迹内 0.5 厘米。

2）操作方法：

🍑 该治疗方法选择耳穴压丸的方法，选好相应的穴位之后，将王不留行籽粘贴于 0.5 厘米见方的胶布上，压于耳穴上，隔日 1 次，15 次为一个疗程。

（3）耳穴压丸法 2：

1）选穴：

肺　在耳甲腔，心穴的上下方和后方，呈马蹄形区域。

肝　耳甲艇的后下方。

肾　对耳轮上下脚分叉处直下方的耳甲艇处。

内分泌　耳甲腔底部，屏间切迹内 0.5 厘米。

皮质下　对耳屏内侧面前下方。

交感　对耳轮下脚与耳轮内侧交接处。

神门　降压点和盆腔连线中下 1/3 交接处。

面颊区　5 区、6 区交界线周围。

2）操作方法：

🍑 该治疗方法选择耳穴压丸的方法，选好相应的穴位之后，将王不留行籽粘贴于 0.5 厘米见方的胶布上，压于耳穴上，固定好。隔日 1 次，两耳交替使用，以免耳郭感染。

11 神经性皮炎

（1）毫针刺法 1：

1）选穴：

风池 在头额后面大筋的两旁与耳垂平行处。

天柱 位于后发际正中旁开 1.3 寸处。

风府 在项部，当后发际正中直上 1 寸，枕外隆凸直下，两侧斜方肌之间凹陷处。

哑门 在项部后正中线上，第一与第二颈椎棘突之间的凹陷处。

大椎 在后正中线上，第七颈椎棘突下凹陷中。

曲池 在肘区，在尺泽与肱骨外上髁连线中点凹陷处。

内关 在前臂掌侧，曲泽与大陵的连线上，腕横纹上 2 寸，掌长肌腱与桡侧腕屈肌腱之间。

合谷 在手背，第一、第二掌骨间，第二掌骨桡侧的中点。

委中 位于人体的腘横纹中点，当股二头肌腱与半腱肌肌腱的中间。

足三里 在小腿前外侧，犊鼻穴下 3 寸，距胫骨前缘一横指。

血海 屈膝，在大腿内侧，髌底内侧端上 2 寸，股四头肌内侧头的隆起处。

2）操作方法：

🌑 以上穴位，每次选择 5 或 6 个，在耳部找到相应的部位并定位后，用酒精消毒，然后用毫针直刺，用泻法，得气后留针 20～30 分钟，每天 1 次，10 次为一个疗程。

（2）毫针刺法 2：

1）选穴：

阿是穴 皮损区。

2）操作方法：

🌑 在身体上找到皮损区并定位后，用酒精消毒，然后用毫针在皮损区周围沿皮损向中心进针半寸或者 1 寸，每次针刺 10～30 针，最后再在皮损的中心直刺 1 ～ 3 针，深约半寸，均不留针，每周 2 次。

（3）耳穴毫针法：

1）选穴：

肺　在耳甲腔，心穴的上下方和后方，呈马蹄形区域。

神门　降压点和盆腔连线中下 1/3 交接处。

肾上腺　耳屏外侧下 1/2 隆起平面的中点。

肝　耳甲艇的后下方。

皮质下　对耳屏内侧面前下方。

2）操作方法：

☺ 在耳部找到相应的部位并定位后，用酒精消毒，然后用毫针迅速刺入，留针 20 ～ 30 分钟，隔天 1 次，30 次为一个疗程。

（4）七星针法：

1）选穴：

阿是穴　①颈椎两侧压痛区。②背部条索状阳性物。

曲池　在肘区，在尺泽与肱骨外上髁连线中点凹陷处。

内关　在前臂掌侧，曲泽与大陵的连线上，腕横纹上 2 寸，掌长肌腱与桡侧腕屈肌腱之间。

太渊　在腕前区，桡骨茎突与舟状骨之间，拇长展肌腱尺侧凹陷中。

合谷　在手背，第一、第二掌骨间，第二掌骨桡侧的中点。

2）操作方法：

☺ 在身体上找到相应的穴位并定位后，用酒精消毒，然后根据患者体质的强弱进行操作，用七星针对穴位进行叩刺，体质强壮者可以重刺，体质虚弱者可以轻轻叩刺，2 天叩刺一次，5 ～ 7 次为一个疗程。

 接触性皮炎

（1）毫针刺法：

1）选穴：

脾俞　在背部，第十一胸椎棘突下，旁开 1.5 寸。

足三里 在小腿前外侧，犊鼻穴下3寸，距胫骨前缘一横指。

胃俞 在背部，第十二胸椎棘突下，旁开1.5寸。

三阴交 在小腿内侧，足内踝尖上3寸，胫骨内侧缘后方。

肺俞 在背部，第三胸椎棘突下，旁开1.5寸。

肾俞 在腰部，第二腰椎棘突下，旁开1.5寸。

气海 在下腹部，前正中线上，脐下1.5寸。

尺泽 肘横纹中，肱二头肌腱桡侧凹陷处。

大肠俞 在腰部，第四腰椎棘突下，旁开1.5寸。

膈俞 在背部，第七胸椎棘突下，旁开1.5寸。

2）操作方法：

☺ 上穴每两个穴位为一组，可以交替选用，在人体找到相应的穴位并定位后，用毫针刺入穴位，用泻法，留针20～30分钟，期间行针3～5次，2天1次，5次为1个疗程。

（2）穴位注射法：

1）选穴：

肺俞 在背部，第三胸椎棘突下，旁开1.5寸。

曲池 在肘区，在尺泽与股骨外上髁连线中点凹陷处。

大肠俞 在腰部，第四腰椎棘突下，旁开1.5寸。

血海 屈膝，在大腿内侧，髌底内侧端上2寸，股四头肌内侧头的隆起处。

2）操作方法：

☺ 选好相应的穴位并定位后，用酒精消毒，采用当归注射液或者丹参注射液，选一种即可，针刺得气后，向每个穴位内缓慢推注2毫升，2天1次，5次为一个疗程。

☺ 病变在脐以上者取肺俞、曲池；病变在脐以下者取大肠俞、血海。

（3）耳穴压丸法：

1）选穴：

风溪 在耳轮结节前方，指区与腕区之间，即耳舟1、2区交界处。

肺　在耳甲腔，心穴的上下方和后方，呈马蹄形区域。

皮质下　对耳屏内侧面前下方。

内分泌　耳甲腔底部，屏间切迹内0.5厘米。

肾上腺　耳屏外侧下1/2隆起平面的中点。

2）操作方法：

☺该治疗方法选择耳穴压丸的方法，选好相应的穴位之后，将王不留行籽粘贴于0.5厘米见方的胶布上，压于耳穴上，固定好，嘱咐患者每天按压1分钟左右，3天换1次，5次为一个疗程。

 瘢痕

（1）推拿按摩法：

1）选穴：

阿是穴　瘢痕区。

2）操作方法：

用大鱼际部位，按揉瘢痕处3～5分钟。

对于凸出的瘢痕条索样改变，用拇指揉推10次，使瘢痕处出现发红、发热的症状，注意要用力轻柔，以免损伤组织。

由瘢痕四周向中心，用拇指推10次，再由中心向四周推10次，注意不要用力过大。

用中指指端叩击瘢痕组织处约1分钟。

拿捏瘢痕组织10次。

（2）灸法：

1）选穴：

阿是穴　瘢痕区。

2）操作方法：

在瘢痕区，用艾条灸相应部位10～20分钟，用雀啄灸的方法，每日1次，不要损伤皮肤。

面肌痉挛

（1）毫针刺法 1：

1）选穴：

气海　在下腹部，前正中线上，脐下 1.5 寸。

三阴交　在小腿内侧，足内踝尖上 3 寸，胫骨内侧缘后方。

中脘　位于上腹部，当脐中上 4 寸。

足三里　在小腿前外侧，犊鼻穴下 3 寸，距胫骨前缘一横指。

后溪　第 5 掌指关节后的远侧掌横纹头赤白肉际处。

申脉　在足外侧部，外踝直下方凹陷中。

太冲　在足背，第一、第二跖骨底之间凹陷中。

合谷　在手背，第一、第二掌骨间，第二掌骨桡侧的中点。

风池　在头额后面大筋的两旁与耳垂平行处。

2）操作方法：

☺ 在身体相应的部位选好穴位并定位后，用酒精消毒，然后用毫针刺入，气海用温针灸；三阴交、中脘、足三里用补法进行针刺；后溪、申脉、太冲、合谷、风池用平补平泻法进行针刺。留针 20～30 分钟，期间行针 3～5 次。

（2）毫针刺法 2：

1）选穴：

后溪　第 5 掌指关节后的远侧掌横纹头赤白肉际处。

劳宫　在手掌心，当第 2、3 掌骨之间偏于第 3 掌骨，握拳屈指时中指尖处。

2）操作方法：

☺ 在相应的部位选好穴位并定位后，用酒精消毒，然后用毫针从后溪快速刺入，向劳宫方向直刺 1.5 寸，大幅度来回捻转 1～2 分钟，以患者能够耐受为度，然后隔 5 分钟行针 1 次，留针 20～30 分钟。

穴位美容

 黑眼圈

（1）头面穴按摩法：

1）取穴：

瞳子髎　在面部，外眼角旁，眶外侧缘处。

承泣　目正视，在瞳孔直下，眶下缘与眼球之间。

攒竹　在眉毛的内侧端。

睛明　闭目，在眼内角上方0.1寸。

鱼腰　在眉毛正中间，眼平视，与瞳孔垂直。

丝竹空　眉梢处的凹陷中。

2）操作方法：

✿ 瞳子髎、承泣、攒竹、睛明、鱼腰、丝竹空每日早、晚各按摩1次。

✿ 双手食指、中指、无名指分别按于两侧丝竹空、鱼腰、攒竹三穴，同时做按摩动作。

✿ 按揉的力度以眼睛发酸，流出眼泪为佳。

✿ 也可用中指指端按揉睛明穴3～5次后，中指与无名指并拢，以中指指面和无名指指面沿上眼眶下内缘缓慢抹至外眼角处的瞳子髎穴，回到睛明穴。

✿ 如此反复20～30次。

（2）体穴按摩法：

1）取穴：

三阴交　在小腿内侧，足内踝尖上3寸，胫骨内侧缘后方。

足三里 在小腿前外侧，犊鼻穴下 3 寸，距胫骨前缘一横指。

血海 屈膝，在大腿内侧，髌底内侧端上 2 寸，股四头肌内侧头的隆起处。

2) 操作方法：

☺ 按揉三阴交、足三里、血海各 20 ~ 30 次，每日早、晚各 1 次。

(3) 耳穴压丸法：

1) 主穴：

眼 5 区中点。

目 1 屏间切迹前下。

目 2 屏间切迹后下。

肝 耳甲艇的后下方。

耳尖 耳轮顶端，将耳郭从中耳背向前反折，耳轮最高点。

2) 配穴：

肺 在耳甲腔，心穴的上下方和后方，呈马蹄形区域。

脾 耳甲腔的后上方，胃穴与轮屏切迹连线的中点。

胃 耳轮脚消失处周围。

3) 操作方法：

☺ 患者选取坐位或仰卧位，术者选取药丸对患者耳郭穴位进行敷贴，并嘱患者用拇指以中等力度揉捏药丸 3 ~ 5 分钟，每日 4 ~ 6 次。

☺ 咽喉干燥者，加肺。

☺ 食欲不好者，加脾、胃。

(4) 毫针刺法：

1) 主穴：

睛明 闭目，在眼内角上方 0.1 寸。

攒竹 在眉毛的内侧端。

瞳子髎 在面部，外眼角旁，眶外侧缘处。

肝俞 在背部，第九胸椎棘突下，旁开 1.5 寸。

肾俞 在腰部，第二腰椎棘突下，旁开 1.5 寸。

太溪 在足内侧，内踝后方，内踝尖与跟腱之间的凹陷中。

2）配穴：

脾俞 在背部，第十一胸椎棘突下，旁开1.5寸。

足三里 在小腿前外侧，犊鼻穴下3寸，距胫骨前缘一横指。

3）操作方法：

☺ 用毫针刺，留针30分钟。

☺ 靠近眼的穴位要浅刺，如果黑眼圈加重，可减轻对眼周围穴位的针刺。

☺ 全身没劲儿者，加脾俞、足三里。

（5）运眼法：

1）运转眼球：端坐凝视前方，双眼先顺时针方向旋转10次，然后再向前凝视片刻，逆时针方向旋转10次，向前凝视片刻，最后双目紧闭，两手食指、中指轻轻按摩同侧眼皮1～2分钟。

2）按揉穴位：用拇指、食指揉睛明（闭目，在眼内角上方0.1寸）30次；两手拇指指端按揉同侧攒竹（在眉毛的内侧端）30次；两手拇指指腹用力按压太阳（在眉梢与外眼角之间，向后约1寸的凹陷中），有酸胀感后再按揉30次，两手食指端用力按压四白（瞳孔直下，眶下孔凹陷中），有酸胀感后再按揉30次。

3）分刮眼眶：两手握空拳，用食指近侧指间关节的桡侧缘紧压眼眶，做自内向外的刮动。分刮上、下眼眶各15次，以出现酸胀感为宜。

4）分抹眼睑：微闭双眼，两手指并拢，用中指和无名指指腹贴附在睛明（闭目，在眼内角上方0.1寸）上，向外分抹至瞳子髎（在面部，外眼角旁，眶外侧缘处），重复30～50次。

（6）旋眼法：

☺ 身体端坐，闭上双眼，然后将双手掌心对掌心摩擦，由慢而快，待摩擦热后，轻轻地按在双眼皮上不动，这时眼球先上下移动3次，先左后右移动3次，然后单向左连续移动3次，单向右连续移动3次。

☺ 左右手四指交叉，拇指轻按眼球，然后从眼角开始，轻轻用力向太阳穴做摩擦运动，连续摩擦3次即可。

（7）健眼法：

☺ 将拇指或食指掌面按在睛明（闭目，在眼内角上方 0.1 寸）上，然后向上到攒竹（在眉毛的内侧端），鱼腰（在眉毛正中间，眼平视，与瞳孔垂直），丝竹空（眉梢处的凹陷中），向下到瞳子髎（在面部，外眼角旁，眶外侧缘处），承泣（目正视，在瞳孔直下，眶下缘与眼球之间），回到睛明，如此反复进行。

☺ 每穴点按或点揉 10～15 次，每天早、晚各进行 1 次。

（8）清目法：

☺ 脸盆中放清水半盆，将脸慢慢浸入水中，然后睁开双眼，待几秒钟眼睛适应后，使眼球先向下移动 3 次；先左后右移动 3 次；向左移动 3 次，再向右移动 3 次。

☺ 最好坚持在水中憋住呼吸 1 次做完。

☺ 如果呼吸困难，中途可将脸露出水面呼吸 1 次。每天早、晚各进行 1 次。

（9）特别提示：

☺ 宜常做面部按摩，并着重按揉眼部周围的睛明、承泣、攒竹、鱼腰、丝竹空、瞳子髎等穴。

☺ 宜在用眼 1 小时后休息或放眼远眺，使目之气血畅达。

☺ 宜在熬夜或用眼过度后，用毛巾蘸冷水湿敷，有助于消除黑眼圈。

☺ 忌长期熬夜。

☺ 忌用眼过度，注意用眼卫生。

 面色发黑

（1）头面穴按摩法：

1）取穴：

印堂 两眉头连线的中点。

下关 颧骨弓下缘凹陷中。

四白 瞳孔直下，眶下孔凹陷中。

颧髎 在外眼角直下，颧骨下缘凹陷中。

百会 后发际正中直上 7 寸，或头部正中线与两耳尖连线的交点。

2）操作方法：

☽ 按摩以上穴位可以每日 10 次，7 日为 1 个疗程。

（2）体穴按摩法：

1）主穴：

合谷　在手背，第一、第二掌骨间，第二掌骨桡侧的中点。

太冲　在足背，第一、第二跖骨底之间凹陷中。

关元　在下腹部，前正中线上，脐下 3 寸。

涌泉　在足底部，卷足时足前部凹陷中，约足底第二、第三趾趾缝纹头端与足跟连线的前 1/3 处。

2）配穴：

肾俞　在腰部，第二腰椎棘突下，旁开 1.5 寸。

心俞　在背部，第五胸椎棘突下，旁开 1.5 寸。

3）操作方法：

☽ 按揉合谷、太冲 10 ～ 20 次，每日早、晚各 1 次。

☽ 按揉关元 20 ～ 30 次，每晚 1 次。

☽ 按揉涌泉 10 ～ 20 次，每日早、晚各 1 次。

☽ 配穴可在按揉主穴后按揉 10 次左右。

☽ 手足心发热者，加肾俞、心俞。

（3）耳穴压丸法：

1）主穴：

肝　耳甲艇的后下方。

脾　耳甲腔的后上方，胃穴与轮屏切迹连线的中点。

神门　降压点与盆腔连线中下 1/3 交接处。

肾上腺　耳屏外侧下 1/2 隆起平面的中点。

心　耳甲腔中央凹陷处。

2）配穴：

肾　对耳轮上下脚分叉处直下方的耳甲艇处。

小肠　耳轮脚上方中 1/3 处。

大肠 耳轮脚上方内 1/3 处。

3）操作方法：

❀ 患者选取坐位或仰卧位，术者选取药丸对患者耳郭穴位进行敷贴，并嘱患者用拇指以中等力度揉捏药丸 3～5 分钟，每日 4～6 次。

❀ 腰膝酸软者，加肾。

❀ 大便干者，加小肠、大肠。

（4）毫针刺法 1：

1）主穴：

百会 后发际正中直上 7 寸，或头部正中线与两耳尖连线的交点。

风池 在颈部，枕骨之下，与风府相平，胸锁乳突肌与斜方肌上端之间的凹陷中。

内关 在前臂掌侧，曲泽与大陵的连线上，腕横纹上 2 寸，掌长肌腱与桡侧腕屈肌腱之间。

神门 在腕部，腕掌横纹尺侧端，尺侧腕屈肌腱的桡侧凹陷中。

关元 在下腹部，前正中线上，脐下 3 寸。

2）配穴：

涌泉 在足底部，卷足时足前部凹陷中，约足底第二、第三趾趾缝纹头端与足跟连线的前 1/3 处。

印堂 两眉头连线的中点。

神庭 前发际正中直上 0.5 寸。

肾俞 在腰部，第二腰椎棘突下，旁开 1.5 寸。

心俞 在背部，第五胸椎棘突下，旁开 1.5 寸。

命门 在腰部，后正中线上，第二腰椎棘突下凹陷中。

志室 在腰部，第二腰椎棘突下，旁开 3 寸。

3）操作方法：

❀ 用毫针刺，留针 30 分钟。

❀ 失眠者，加涌泉。

◎ 易激动者，加印堂、神庭。

◎ 手足心发热者，加肾俞、心俞。

◎ 遗精阳痿者，加命门、志室。

（5）毫针刺法2：

1）主穴：

行间 在足背，第一、第二趾间，趾蹼缘的后方赤白肉际处。

太冲 在足背，第一、第二跖骨底之间凹陷中。

2）配穴：

关冲 第四指尺侧指甲角旁约0.1寸。

下廉 在阳溪与曲池的连线上，曲池下4寸。

足三里 在小腿前外侧，犊鼻穴下3寸，距胫骨前缘一横指。

三阴交 在小腿内侧，足内踝尖上3寸，胫骨内侧缘后方。

气海 在下腹部，前正中线上，脐下1.5寸。

血海 屈膝，在大腿内侧，髌底内侧端上2寸，股四头肌内侧头的隆起处。

3）操作方法：

◎ 用毫针刺，留针30分钟。每次主穴必选，配穴则选用2～3个。

◎ 体质强壮者用泻法，体质虚弱者用补法。

（6）特别提示：

◎ 宜多食新鲜蔬菜、水果以补充维生素C，口服鱼肝油以补充维生素A、维生素D。

◎ 宜保持心情舒畅，避免各种精神刺激。

◎ 面色发黑与月经不调有关者，宜请医师作内分泌方面的检查和治疗。

◎ 忌阳光暴晒。

◎ 忌滥用脱色剂。

◎ 忌使用劣质化妆品。

面部皱纹

（1）头面穴按摩法：

1）取穴：

印堂 两眉头连线的中点。

太阳 在眉梢与外眼角之间，向后约1寸的凹陷中。

下关 颧骨弓下缘凹陷中。

四白 瞳孔直下，眶下孔凹陷中。

迎香 在鼻翼根之外端，鼻翼旁0.5寸。

百会 后发际正中直上7寸，或头部正中线与两耳尖连线的交点。

地仓 在口角旁开0.4寸。

瞳子髎 在面部，外眼角旁，眶外侧缘处。

丝竹空 眉梢处的凹陷中。

颊车 咬紧牙关时，咬肌隆起的最高点。

承泣 目正视，在瞳孔直下，眶下缘与眼球之间。

睛明 闭目，在眼内角上方0.1寸。

鱼腰 在眉毛正中间，眼平视，与瞳孔垂直。

2）操作方法：

☙ 以上穴位每日早、晚各按摩1次。

☙ 前额部皱纹明显者，重点按摩前额，并按揉印堂0.5分钟左右。

☙ 外眼角鱼尾纹明显者，重点按摩外眼角处，并按揉丝竹空和瞳子髎各0.5分钟左右。

☙ 嘴角皱纹明显者，重点按摩嘴角两侧，并按揉地仓和迎香各1分钟左右。

（2）体穴按摩法：

1）主穴：

足三里 在小腿前外侧，犊鼻穴下3寸，距胫骨前缘一横指。

三阴交 在小腿内侧，足内踝尖上3寸，胫骨内侧缘后方。

血海 屈膝，在大腿内侧，髌底内侧端上2寸，股四头肌内侧头的隆起处。

神阙 脐正中央。

脾俞 在背部，第十一胸椎棘突下，旁开1.5寸。

胃俞 在背部，第十二胸椎棘突下，旁开1.5寸。

肝俞 在背部，第九胸椎棘突下，旁开1.5寸。

肾俞 在腰部，第二腰椎棘突下，旁开1.5寸。

2）配穴：

气海 在下腹部，前正中线上，脐下1.5寸。

膈俞 在背部，第七胸椎棘突下，旁开1.5寸。

3）操作方法：

☪ 按揉足三里、三阴交、血海各0.5分钟左右。

☪ 以神阙为中心按顺时针方向摩腹50周。

☪ 按揉脾俞、胃俞、肝俞、肾俞各20～30次。

☪ 疲倦，全身没劲者，加气海。

☪ 血虚者，加膈俞。

（3）特别提示：

☪ 宜多食富含烟酸的食物，如：动物肝、牛乳、番茄、瘦肉等。

☪ 宜多食家畜的皮、家禽的皮、骨髓，如：猪皮、牛骨髓等。

☪ 宜多食豆浆、各种粥等。

☪ 宜多喝水，少喝饮料，特别是在炎热的夏季和大量出汗后，应及时补充水分，以防脱水而引起皮肤皱纹。

☪ 宜保持适量的运动和充足的睡眠。适量的运动能增加机体活力，促进代谢和血液循环，增加皮肤的柔韧性；充足的睡眠能增加内分泌的机能，有助于皮肤的健康。

 美齿

（1）头面穴按摩法：

1）取穴：

下关 颧骨弓下缘凹陷中。

地仓 在口角旁开 0.4 寸。

颊车 咬紧牙关时，咬肌隆起的最高点。

2）操作方法：

❀ 牙齿发黄或发黑以按揉下关为主。

❀ 牙齿排列不整齐可按揉地仓、颊车。

❀ 每穴按揉 5 ～ 10 分钟，2 周为 1 个疗程。

（2）体穴按摩法：

1）主穴：

肾俞 在腰部，第二腰椎棘突下，旁开 1.5 寸。

胃俞 在背部，第十二胸椎棘突下，旁开 1.5 寸。

脾俞 在背部，第十一胸椎棘突下，旁开 1.5 寸。

中脘 在上腹部，前正中线上，脐上 4 寸。

足三里 在小腿前外侧，犊鼻穴下 3 寸，距胫骨前缘一横指。

三阴交 在小腿内侧，足内踝尖上 3 寸，胫骨内侧缘后方。

2）配穴：

天枢 在腹中部，脐中旁开 2 寸。

大肠俞 在腰部，第四腰椎棘突下，旁开 1.5 寸。

膈俞 在背部，第七胸椎棘突下，旁开 1.5 寸。

血海 屈膝，在大腿内侧，髌底内侧端上 2 寸，股四头肌内侧头的隆起处。

3）操作方法：

❀ 每日早晚按揉肾俞、胃俞、脾俞各 15 分钟左右。

❀ 点按中脘、足三里、三阴交各 10 分钟。

❀ 口臭牙黄者，加天枢、大肠俞。

❀ 唇白乏力者，加膈俞、血海。

（3）耳穴压丸法：

1）主穴：

垂前 4 区中点。

屏尖 耳屏外侧上 1/2 隆起平面的中点。

牙　1区中点。

面颊　5区、6区交界线周围。

2）配穴：

胃　耳轮脚消失处周围。

三焦　耳甲腔底部内分泌穴上方。

肾　对耳轮上下脚分叉处直下方的耳甲艇处。

神门　降压点与盆腔连线中下1/3交接处。

3）操作方法：

☺ 患者选取坐位或仰卧位，术者选取药丸对患者耳郭穴位进行敷贴，并嘱患者用拇指以中等力度揉捏药丸3～5分钟，每日4～6次。

☺ 口渴、发热者，加胃、三焦。

☺ 乏力怕冷者，加肾、神门。

（4）毫针刺法：

1）主穴：

内关　在前臂掌侧，曲泽与大陵的连线上，腕横纹上2寸，掌长肌腱与桡侧腕屈肌腱之间。

下关　颧骨弓下缘凹陷中。

颊车　咬紧牙关时，咬肌隆起的最高点。

合谷　在手背，第一、第二掌骨间，第二掌骨桡侧的中点。

2）配穴：

内庭　在足背，第二、第三趾间，趾蹼缘后方赤白肉际处。

二间　微握拳，在手食指桡侧掌指关节前凹陷中。

太溪　在足内侧，内踝后方，内踝尖与跟腱之间的凹陷中。

太冲　在足背，第一、第二跖骨底之间凹陷中。

3）操作方法：

☺ 用毫针刺，留针30分钟。

☺ 口臭、大便干燥、疼痛严重者，加内庭、二间。

☺ 腰酸腿软、牙齿微微感到疼痛、牙齿松动者，加太溪、太冲。

（5）特别提示：

☻ 应避免冷、热、酸、甜等食物对牙齿的刺激。

☻ 牙齿发黄或发黑的患者平素应注意加强口腔卫生，并少吃辛辣、肥腻的食物。

 美目

（1）头面穴按摩法：

1）取穴：

四白 瞳孔直下，眶下孔凹陷中。

瞳子髎 在面部，外眼角旁，眶外侧缘处。

承泣 目正视，在瞳孔直下，眶下缘与眼球之间。

攒竹 在眉毛的内侧端。

睛明 闭目，在眼内角上方0.1寸。

丝竹空 眉梢处的凹陷中。

2）操作方法：

☻ 眼红、眼睑发红以按揉四白、睛明、丝竹空为主，每穴按揉10～15分钟。

☻ 眼圈发黑以瞳子髎、承泣、攒竹为主，每穴按揉5～10分钟。

☻ 7日为1个疗程。

（2）体穴按摩法：

1）主穴：

肝俞 在背部，第九胸椎棘突下，旁开1.5寸。

肾俞 在腰部，第二腰椎棘突下，旁开1.5寸。

太溪 在足内侧，内踝后方，内踝尖与跟腱之间的凹陷中。

三阴交 在小腿内侧，足内踝尖上3寸，胫骨内侧缘后方。

2）配穴：

风池 在颈部，枕骨之下，与风府相平，胸锁乳突肌与斜方肌上端之间的凹陷中。

脾俞　在背部，第十一胸椎棘突下，旁开 1.5 寸。

足三里　在小腿前外侧，犊鼻穴下 3 寸，距胫骨前缘一横指。

神门　在腕部，腕掌横纹尺侧端，尺侧腕屈肌腱的桡侧凹陷中。

3）操作方法：

☪ 每日早晚按揉肾俞、肝俞各 10 分钟左右。

☪ 点按太溪、三阴交各 15 分钟。

☪ 配穴按揉 10 分钟左右，5 日为 1 个疗程。

☪ 头痛头涨者，加风池。

☪ 气血不足者，加脾俞、足三里、神门。

（3）耳穴压丸法：

1）主穴：

眼　5 区中点。

目1　屏间切迹前下。

目2　屏间切迹后下。

肝　耳甲艇的后下方。

肾　对耳轮上下脚分叉处直下方的耳甲艇处。

2）配穴：

顶　枕穴竖直向下 0.15 厘米处。

晕区　对耳屏外侧面外上方。

皮质下　对耳屏内侧面前下方。

心脏点　渴点与外耳连线的中点。

3）操作方法：

☪ 患者选取坐位或仰卧位，术者选取药丸对患者耳郭穴位进行敷贴，并嘱患者用拇指以中等力度揉捏药丸 3～5 分钟，每日 4～6 次。

☪ 头晕者，加顶、晕区。

☪ 心慌者，加皮质下、心脏点。

（4）毫针刺法：

1）主穴：

晴明　闭目，在眼内角上方 0.1 寸。

攒竹　在眉毛的内侧端。

瞳子髎　在面部，外眼角旁，眶外侧缘处。

肾俞　在腰部，第二腰椎棘突下，旁开 1.5 寸。

太溪　在足内侧，内踝后方，内踝尖与跟腱之间的凹陷中。

2）配穴：

肝俞　在背部，第九胸椎棘突下，旁开 1.5 寸。

脾俞　在背部，第十一胸椎棘突下，旁开 1.5 寸。

足三里　在小腿前外侧，犊鼻穴下 3 寸，距胫骨前缘一横指。

3）操作方法：

♡ 用毫针刺，留针 30 分钟。

♡ 目痛、容易生气者，加肝俞。

♡ 全身没劲儿者，加脾俞、足三里。

（5）特别提示：

♡ 眼睛发红应注意少吃辛辣、油腻的食物，眼周围发黑应注意休息。

♡ 患者要注意个人卫生，保持眼部清洁。

 6 美手

（1）按摩法：

1）主穴：

曲池　在肘区，在尺泽与肱骨外上髁连线中点凹陷处。

合谷　在手背，第一、第二掌骨间，第二掌骨桡侧的中点。

手三里　在阳溪与曲池连线上，曲池下 2 寸。

内关　在前臂掌侧，曲泽与大陵的连线上，腕横纹上 2 寸，掌长肌腱与桡侧腕屈肌腱之间。

鱼际　第一掌骨中点之桡侧，赤白肉际处。

2) 配穴：

身柱 在背部，后正中线上，第三胸椎棘突下凹陷中。

脾俞 在背部，第十一胸椎棘突下，旁开 1.5 寸。

神门 在腕部，腕掌横纹尺侧端，尺侧腕屈肌腱的桡侧凹陷中。

3) 操作方法：

☺ 每日早晚按揉以上穴位各 10 分钟左右，5 日为 1 个疗程。

☺ 肢体僵硬者，加身柱。

☺ 肢体乏力者，加脾俞、神门。

(2) 毫针刺法：

1) 主穴：

曲池 在肘区，在尺泽与肱骨外上髁连线中点凹陷处。

列缺 桡骨茎突上方，腕横纹上 1.5 寸。

合谷 在手背，第一、第二掌骨间，第二掌骨桡侧的中点。

尺泽 在肘区，肘横线上，肱二头肌腱桡侧缘凹陷中。

内关 在前臂掌侧，曲泽与大陵的连线上，腕横纹上 2 寸，掌长肌腱与桡侧腕屈肌腱之间。

2) 配穴：

风池 在颈部，枕骨之下，与风府相平，胸锁乳突肌与斜方肌上端之间的凹陷中。

血海 屈膝，在大腿内侧，髌底内侧端上 2 寸，股四头肌内侧头的隆起处。

三阴交 在小腿内侧，足内踝尖上 3 寸，胫骨内侧缘后方。

3) 操作方法：

☺ 用毫针刺，留针 30 分钟。

☺ 手麻、肢冷者，加风池。

☺ 手部皮肤颜色变化者，加血海。

☺ 手部皮肤干裂者，加三阴交。

(3) 特别提示：

☺ 手部皮肤颜色变化应注意多活动上臂肌肉，并可多用温水泡洗双手。

☺ 手部皮肤干裂应注意多饮水，必要时抹些滋润皮肤的营养霜。

 美体

（1）按摩法：

1）主穴：

大肠俞　在腰部，第四腰椎棘突下，旁开1.5寸。

天枢　在腹中部，脐中旁开2寸。

小肠俞　在骶部，骶正中嵴旁开1.5寸，平第一骶后孔。

胃俞　在背部，第十二胸椎棘突下，旁开1.5寸。

上巨虚　在小腿前外侧，犊鼻穴下6寸。

曲池　在肘区，在尺泽与肱骨外上髁连线中点凹陷处。

足三里　在小腿前外侧，犊鼻穴下3寸，距胫骨前缘一横指。

2）配穴：

脾俞　在背部，第十一胸椎棘突下，旁开1.5寸。

神门　在腕部，腕掌横纹尺侧端，尺侧腕屈肌腱的桡侧凹陷中。

丰隆　在小腿前外侧，外踝尖上8寸，条口穴外1寸。

3）操作方法：

☺ 每日早晚按揉以上穴位30分钟左右。7日为1个疗程。

☺ 进食过多，总想吃饭者，加脾俞、神门。

☺ 身体重，消化不好者，加丰隆。

（2）耳穴压丸法：

1）主穴：

肝　耳甲艇的后下方。

肺　在耳甲腔，心穴的上下方和后方，呈马蹄形区域。

心　耳甲腔中央凹陷处。

内分泌　耳甲腔底部，屏间切迹内0.5厘米。

口　外耳道口后上1/3与耳轮脚起始连线的中点。

交感 对耳轮下脚与耳轮内侧交接处。

大肠 耳轮脚上方内 1/3 处。

神门 降压点与盆腔连线中下 1/3 交接处。

直肠 耳轮末端，大肠穴前方的耳轮处。

2）配穴：

顶 枕穴竖直向下 0.15 厘米处。

晕区 对耳屏外侧面外上方。

皮质下 对耳屏内侧面前下方。

心脏点 渴点与外耳连线中点。

3）操作方法：

☾ 患者选取坐位或仰卧位，术者选取药丸对患者耳郭穴位进行敷贴，并嘱患者用拇指以中等力度揉捏药丸 3～5 分钟，每日 4～6 次。

☾ 头晕者，加顶、晕区。

☾ 心慌，加皮质下、心脏点。

（3）毫针刺法：

1）主穴：

肺俞 在背部，第三胸椎棘突下，旁开 1.5 寸。

脾俞 在背部，第十一胸椎棘突下，旁开 1.5 寸。

肾俞 在腰部，第二腰椎棘突下，旁开 1.5 寸。

中脘 在上腹部，前正中线上，脐上 4 寸。

命门 在腰部，后正中线上，第二腰椎棘突下凹陷中。

丰隆 在小腿前外侧，外踝尖上 8 寸，条口穴外 1 寸。

2）配穴：

合谷 在手背，第一、第二掌骨间，第二掌骨桡侧的中点。

天枢 在腹中部，脐中旁开 2 寸。

3）操作方法：

☾ 用毫针刺，留针 30 分钟。

☾ 胃里有热者，加合谷。

☺ 胃肠有热者，加天枢。

（4）特别提示：

☺ 不同的肥胖患者可根据自己的具体情况，采用不同的减肥方法。

☺ 患者应用针灸、按摩减肥的方法时，应坚持长期使用。

 美发

（1）头面穴按摩法：

1）取穴：

印堂　两眉头连线的中点。

太阳　在眉梢与外眼角之间，向后约1寸的凹陷中。

百会　后发际正中直上7寸，或头部正中线与两耳尖连线的交点。

四神聪　在头顶，百会穴前、后、左、右各1寸，共4穴。

2）操作方法：

☺ 每日坚持按揉印堂、太阳各10～15分钟，点按百会、四神聪各10分钟。

（2）体穴按摩法：

1）主穴：

大椎　在后正中线上，第七颈椎棘突下凹陷中。

风府　在颈部，后发际正中直上1寸，枕外隆凸直下，两侧斜方肌之间凹陷中。

身柱　在背部，后正中线上，第三胸椎棘突下凹陷中。

腰阳关　在腰部，后正中线上，第四腰椎棘突下凹陷中。

肾俞　在腰部，第二腰椎棘突下，旁开1.5寸。

脾俞　在背部，第十一胸椎棘突下，旁开1.5寸。

2）配穴：

太冲　在足背，第一、第二跖骨底之间凹陷中。

肝俞　在背部，第九胸椎棘突下，旁开1.5寸。

膻中　在前正中线上，平第四肋间隙，两乳头之间。

3）操作方法：

◎每日早晚按揉以上穴位30分钟左右。7日为1个疗程。

◎烦躁容易生气者，加太冲、肝俞。

◎体虚乏力者，加膻中。

（3）耳穴压丸法：

1）主穴：

内分泌 耳甲腔底部，屏间切迹内0.5厘米。

脾 耳甲腔的后上方，胃穴与轮屏切迹连线的中点。

肝 耳甲艇的后下方。

肾 对耳轮上下脚分叉处直下方的耳甲艇处。

胃 耳轮脚消失处周围。

丘脑 对耳屏内侧面中线下端。

2）配穴：

顶 枕穴竖直向下0.15厘米处。

交感 对耳轮下脚与耳轮内侧交接处。

热穴 尾椎与腹两穴之间。

3）操作方法：

◎患者选取坐位或仰卧位，术者选取药丸对患者耳郭穴位进行敷贴，并嘱患者用拇指以中等力度揉捏药丸3～5分钟，每日4～6次。

◎乏力头晕者，加顶。

◎面红耳赤者，加交感、热穴。

（4）毫针刺法：

1）主穴：

百会 后发际正中直上7寸，或头部正中线与两耳尖连线的交点。

四神聪 在头顶，百会穴前、后、左、右各1寸，共4穴。

大椎 在后正中线上，第七颈椎棘突下凹陷中。

身柱 在背部，后正中线上，第三胸椎棘突下凹陷中。

肾俞 在腰部，第二腰椎棘突下，旁开1.5寸。

命门 在腰部，后正中线上，第二腰椎棘突下凹陷中。

2）配穴：

太冲 在足背，第一、第二跖骨底之间凹陷中。

肝俞 在背部，第九胸椎棘突下，旁开1.5寸。

中极 在下腹部，前正中线上，脐下4寸。

阳陵泉 在小腿外侧，腓骨小头前下方凹陷中。

3）操作方法：

☺ 用毫针刺，留针30分钟。

☺ 烦躁容易生气者，加太冲、肝俞。

☺ 体虚乏力者，加中极、阳陵泉。

（5）特别提示：

☺ 脱发者不要总用手挠抓头皮，或用手掌摸头部。

☺ 头发枯黄者应注意避免头发接触异物，尽量不用质量差的洗发用品。

香身

（1）按摩法：

1）主穴：

涌泉 在足底部，卷足时足前部凹陷中，约足底第二、第三趾趾缝纹头端与足跟连线的前1/3处。

血海 屈膝，在大腿内侧，髌底内侧端上2寸，股四头肌内侧头的隆起处。

肾俞 在腰部，第二腰椎棘突下，旁开1.5寸。

脾俞 在背部，第十一胸椎棘突下，旁开1.5寸。

膻中 在前正中线上，平第四肋间隙，两乳头之间。

2）配穴：

天枢 在腹中部，脐中旁开2寸。

支沟 在前臂背侧，阳池穴与肘尖的连线上，腕背横纹上3寸，尺骨与桡骨之间。

三阴交 在小腿内侧，足内踝尖上3寸，胫骨内侧缘后方。

气海 在下腹部，前正中线上，脐下 1.5 寸。

3）操作方法：

🍑 每日早晚按揉以上穴位 30 分钟左右。7 日为 1 个疗程。

🍑 大便不好者，加天枢、支沟。

🍑 头晕乏力者，加三阴交、气海。

（2）耳穴压丸法：

1）主穴：

兴奋点 对耳屏内侧底部，与枕穴相对。

内分泌 耳甲腔底部，屏间切迹内 0.5 厘米。

丘脑 对耳屏内侧面中线下端。

交感 对耳轮下脚与耳轮内侧交接处。

三焦 耳甲腔底部内分泌穴上方。

心 耳甲腔中央凹陷处。

脾 耳甲腔的后上方，胃穴与轮屏切迹连线的中点。

2）配穴：

肝 耳甲艇的后下方。

神门 降压点与盆腔连线中下 1/3 交接处。

肺 在耳甲腔，心穴的上下方和后方，呈马蹄形区域。

肾 对耳轮上下脚分叉处直下方的耳甲艇处。

热穴 尾椎与腹两穴之间。

3）操作方法：

🍑 患者选取坐位或仰卧位，术者选取药丸对患者耳郭穴位进行敷贴，并嘱患者用拇指以中等力度揉捏药丸 3～5 分钟，每日 4～6 次。

🍑 乏力头晕者，加肝、神门。

🍑 大便干燥、身重者，加肺、肾、热穴。

（3）特别提示：

🍑 少食油腻的食物，尤其是动物的内脏。

🍑 平日注意多饮水，以白开水为主。

附 1　其他美容法

 黑眼圈

（1）药枕法：

❤ 荞麦皮、黑豆皮各 200 克，石菖蒲 100 克，木贼草、夜明砂、青葙子各 50 克，决明子 80 克，菊花 150 克，苦丁茶 20 克。将药混匀，装入布袋枕用。

❤ 荞麦皮、绿豆皮、黑豆皮、决明子、菊花，适量取之。将药共为细末，拌匀，装入布袋枕用。

（2）贴敷法：

❤ 一旦出现黑眼圈，应先用毛巾热敷，以扩张血管，促进血液循环，来替代含有过量二氧化碳的血液，然后再用毛巾蘸冷水或冰水敷在眼圈上，以收缩血管，使黑眼圈消失。

（3）食物疗法：

❤ 桃仁 15 克，粳米 50 克，香附、红糖各 30 克。香附水煎取液，将桃仁捣烂加水浸泡研汁去渣，与粳米、香附水煎液、红糖同入锅中，加水适量，用小火煮成粥，温热食之，每日 2 次，连服数日。

❤ 石决明 25 克，决明子 10 克，白菊花 15 克，粳米 100 克，冰糖 6 克。将决明子入锅，炒至出香味时起锅，与白菊花、石决明入砂锅煎汁，取汁去渣，粳米淘洗干净，与药汁煮成粥加冰糖食用。每日早、晚食之。

（4）中药内服法：

❤ 柴胡、麦冬各 12 克，香附 18 克（醋炒），川芎、赤芍、防风、栀子、茵陈各 10 克，天门冬 15 克。水煎服，每日 1 剂，早、晚分服。

♨ 熟地黄、山药、茯苓各 15 克，牡丹皮、酸枣仁、丹参、红花、山茱萸、泽泻各 10 克。水煎服，每日 1 剂，早、晚分服。

 面色发黑

（1）面膜法：

♨ 白芷、瓜蒌、白及、白蔹、茯苓、藿香各 30 克一起研为细末，用一小杯蜂蜜，熬至滴入水中不散时，滤去药渣取药膏贮瓶备用。每晚临睡前用膏涂面，次晨温水洗去。

♨ 新鲜鸡蛋 3 个，浸于酒中，密封 20 ～ 30 日后即可使用。每晚临睡前取蛋清敷面，次晨用清水洗去。每周 1 次。

（2）涂面法：

♨ 牡蛎 100 克，土瓜根 30 克，共研细末，用蜂蜜调匀，每晚临睡时，取药涂面，次晨温水洗去。

♨ 藿香叶、檀香、沉香、皂角各 40 克，丁香 30 克，白芷 75 克，冰片 6 克，糯米 950 克。先将冰片单独研为细末，其他药同研细末，二者混匀，贮瓶备用。使用时取药末 5 克，用蜂蜜调敷面部。

♨ 瓜蒌瓤 90 克，杏仁 30 克。瓜蒌瓤挑味甜的，杏仁用热水浸泡去皮尖，将上物共研如膏，每晚取膏适量涂于面部。

（3）饮酒法：

♨ 桃花 250 克，白芷 30 克，白酒 1 000 毫升。早春采集含苞待放或开放不久的桃花 250 克，与白芷一道泡入白酒中。每次一小杯。

（4）洗面法：

♨ 绿豆粉 90 克，白菊花、白附子、白芷各 30 克，冰片 1.5 克，共研细末，清水调匀，代肥皂洗面。

♨ 冬瓜藤不拘多少，晒干烧灰，研细粉，过筛，贮瓶备用。每日早、晚用粉洗脸。

（5）食物疗法：

🌼 豆腐锅巴 60 克，豆腐皮 1 张，鸡蛋 1 个，白糖适量。先用水煮豆腐锅巴及豆腐皮，水开后将鸡蛋打入锅内（不要打碎），蛋熟后加白糖，晨起作早点食用。

🌼 鲜百合、枇杷、鲜藕各 30 克，淀粉适量，白糖少许。将鲜百合、枇杷、鲜藕洗净，切片后同煮，将熟时放入适量淀粉调匀成羹，食时加白糖少许，亦可加少许桂花，不拘时食用。

🌼 鲜藕节、鲜白萝卜、鲜旱莲各 500 克，共捣烂后用纱布包好取汁，加冰糖适量，不拘时饮用。

🌼 粳米 50 克，按常法煮粥，另将牛奶加热，对入粥中，再放入酥油少许，搅匀加白糖食用。

（6）中药内服法：

🌼 黄芪、茯苓各 15 克，山药 30 克，熟地黄、党参各 12 克，山茱萸、杜仲、沙参、白术、当归、红花、地龙、陈皮各 10 克，白芷 6 克。水煎服，每日 1 剂。

🌼 黄芪 20 克，补骨脂 10 克，淫羊藿 15 克，当归 8 克，鹿角胶、砂仁各 6 克，甘草 3 克。水煎服，每日 1 剂。

 面部皱纹

（1）面膜法：

🌼 蛋黄 1 个，蜂蜜、植物油（橄榄油、桃仁油或玉米油）各 1 匙，混合后涂面部 3 层，保留 20 ～ 30 分钟后，用温水洗去。

🌼 白附子、白芷、密陀僧、铅丹各等份共为细末，用羊乳调成糊状，每晚临睡时涂于面部。

🌼 猪蹄 3 ～ 4 只洗净，加水熬成胶状。每晚涂面，次晨用温水洗去，用后有"面皮即紧，皱纹即舒"的效果。

🌼 白附子、白及、冬瓜子、石榴皮各等份共为细末，酒浸 3 日后即可使用。每日早、晚洗面前敷之。

（2）涂面法：

🍑 桃仁适量，用开水浸泡，去皮尖，研细如泥，加少许蜂蜜用温开水化开后涂抹面部。

🍑 桃仁 250 克，粳米适量。将桃仁去皮捣烂，粳米熬汁取浆，同桃仁一起绞汁，待桃仁完全成糊状为止，澄清，取汁，贮瓶备用。每日早、晚涂面。

🍑 密陀僧 10 克，牛乳适量。将密陀僧放入牛乳中煎之，涂面。

（3）洗面法：

🍑 黄柏皮 10 克，土瓜根 6 克，大枣 7 枚，共研细末，每日早、晚取少许洗面，也可洗手。

🍑 沉香 100 克，白芷、川芎、瓜蒌仁各 150 克，皂荚 250 克，大豆、赤小豆各 250 克共研细末，每日早、晚取少许洗面。本方是唐肃宗李亨的女儿永和公主所用的洗面美容方，用来洗手，也有较好的护手作用。

🍑 洋葱洗净，切片，用一碗清水浸泡 2～3 小时后，弃洋葱，贮瓶备用。使用时以洋葱浸出液外洗面部皱纹处。每日 1～2 次。

🍑 黄柏皮 10 克，土瓜根 10 克，大枣 7 枚。黄柏剥去外皮，大枣去核取肉，土瓜根洗净，研后取末自然成膏。每日早晨起取膏少许洗面。

（4）食物疗法：

🍑 胡萝卜、生荸荠各 250 克。加水煎服，取汁当茶饮。

🍑 桃花 1～2 克，研为细末，开水冲服或温开水送服，每日 3 次。

🍑 薏苡仁 250 克研为细末，每次 10～15 克。水煎服，加蜂蜜适量饮用。每日 3 次，饭前 0.5～1 小时饮用，连服 6 个月。

（5）中药内服法：

🍑 黄芪 30 克，蜂蜜 15 克，陈皮、火麻仁各 12 克。除蜂蜜外，加水煎煮，取汁，入蜂蜜调匀。每日 3 次，每次 60 毫升。

🍑 当归、白芍、荆芥各 10 克，生地黄、制首乌各 15 克，黄芪 20 克，防风、蒺藜各 12 克，川芎 6 克，甘草 3 克。水煎取汁，每日 3 次，饭前服用。

🍑 天门冬 12 克，生地黄、熟地黄、麦冬、当归、黄芪各 10 克，黄芩、桃仁、瓜蒌仁各 6 克，升麻 3 克，红花 2 克，五味子 5 克。水煎取汁，每日

3 次，饭前服用。

◎ 冬瓜仁 500 克，白酒适量。用双层纱布盛冬瓜仁，扎紧袋口，投入沸水中，浸泡 5 ～ 10 分钟，取出晒干后，再投入沸水，再晒干。如此浸泡 3 次。再将浸晒过的冬瓜仁泡入白酒中，浸泡两昼夜后，捞起晒干，研成粉末。每日早、晚各取 6 克，开水泡闷，代茶饮之。

 美齿

（1）中药内服法：

◎ 地骨皮、郁李仁、生地黄各 30 克，升麻 46 克，藁本、露蜂房各 15 克，杏仁 30 克。将上药捣为散，每次用 3 克，以纱布包紧，噙口中，不拘时用。

◎ 青盐（炒）、补骨脂（盐水炒）、淮山药、石斛、白茯苓、菟丝子（酒炒）、巴戟天、杜仲（姜汁炒）各 30 克，肉苁蓉（酒浸）、白蒺藜（炒）各 60 克。上药研为末，炼蜜为丸，如梧桐子大，每日服 70 ～ 80 丸，分 2 次服，空腹盐开水送下。

◎ 猪腰子 1 对，杜仲 30 克。先将杜仲炒至微黄，放入砂锅内，加水煎 2 次，取汁 300 毫升左右，将猪腰子剔去腰筋（腰子中间灰白色有臊味的部分），剥去筋膜，切成腰花，放入烧开的杜仲，同时放入葱段、姜末，待腰片余熟，加醋、花椒粉、盐等调料即可食用。

◎ 石斛 4 克，绿茶 2 克。沸水冲泡，频频饮用，也可于饭后含漱。

（2）中药外用方：

◎ 青盐、花椒、墨旱莲各 75 克，枯白矾 40 克，白盐 150 克。先将花椒、墨旱莲加水煎熬成浓汁约一茶盅，去渣后加入青盐、白盐、枯白矾，炒干，将所得干物研成极细粉末即成。每日早、晚用药末刷牙漱口。

◎ 柳枝、桑枝、槐枝各 500 克，食盐 500 克。将前 3 味药物水煎，取汁 1 000 毫升，放入食盐，熬成膏，密贮备用。每日早、晚揩牙。

◎ 荆芥、川芎、细辛、当归各等份，共为细末。早、晚用以揩牙，揩牙后不可立即用水漱口，须令药气入牙内良久方漱为佳。

◎ 升麻、藁本、甘松、兰草、白芷、川芎各 30 克，细辛、生地黄、地骨皮各 60 克，皂角（去皮烧存性）90 克，麝香 3 克，青盐 60 克，共为细末，每日早、晚揩牙。

 美目

（1）中药内服法：

☺ 车前子、熟地黄各 90 克，菟丝子 150 克，共研细末，和蜜为小丸。每服 30 丸，早、晚空腹温酒送下。

☺ 熟地黄、远志、牛膝、菟丝子、枳壳、地骨皮、当归各等份，酒适量。将前 7 味药用酒浸后，文火焙干，捣碎为末，炼蜜为丸，如梧桐子大。空腹温酒服 30 丸，渐加至 40～50 丸。若不饮酒，用盐汤送下亦可，但不如酒佳。

☺ 霜桑叶、菊花各 30 克。炼蜜为丸如绿豆大小，每次 6 克，白开水送下。

☺ 川芎、井泉石（即牡丹石）、淫羊霍、槐花、蛤粉、石决明、防风、荆芥、羌活、苍术、甘菊花、黄芩、蒺藜、木贼、地骨皮、薄荷、甘草各 30 克，花椒 7.5 克，共研细末。每次服 6 克，食后热茶调服，每日 1～2 次。

（2）中药外用法：

☺ 甘菊花、桑叶、夏枯草、生地黄各 12 克，薄荷 3 克，羚羊角尖 6 克。水煎取汁，先熏后洗。

☺ 将甘菊花装入布袋，睡时枕于头下。

☺ 黄连 30 克，当归 6 克，杏仁 3 克，龙脑（即冰片）3 克，南硼砂 3 克，青盐少许。先将前 3 味药用水一大碗浸泡 2 小时，慢火熬至半碗，澄滤去渣，入蜂蜜 15 克，再煮成膏，三层纱布滤过，候凉，再入后 3 味药，与前药一起研匀。每日取米粒或绿豆大，两眼各点 1 次。

☺ 琥珀、珊瑚、朱砂、硇砂、马牙硝、海螵蛸各 15 克（先于粗石磨去其涩，用磨好的 3 克），珍珠末 30 克。上药入新钵内研 3 日，令极细，每日点眼 3～5 次。

☺ 清水半脸盆，将脸慢慢浸入水中，然后睁开双眼，待几秒钟眼睛适应后，使眼球先向下移动 3 次，先左后右移动 3 次，向左移动 3 次，再向右移动 3 次。最好坚持在水中憋住一次呼吸做完。如果呼吸困难，中途可将脸抬出水面呼吸一次。每日早、晚各做 1 次，能多做更好，日久眼睛显得炯炯有神。

6 美手

（1）中药内服法：

☺ 当归、川芎、白芍、生地黄、防风、白蒺藜、荆芥、何首乌各 9 克，甘草 5 克。水煎服，每日 1 剂，早晚分服。

☺ 当归 15 克，熟地黄 30 克，何首乌 5 克，白芍、天门冬、麦冬、红花、桃仁各 10 克，蝉蜕 6 克。水煎服，每日 1 剂，早晚分服。

☺ 麻黄 4.5 克，杏仁 6 克，薏苡仁 30 克，生甘草 4.5 克。水煎服，每日 1 剂，早晚分服。

☺ 地骨皮、茯苓、荆芥、当归、白芍、柴胡、白术各 6 克，薄荷 3 克。水煎服，每日 1 剂，早晚分服。

☺ 葱叶 10 克，红枣 20 克。加水煎煮 15 分钟即可饮用。

（2）中药外用法：

☺ 大黄豆、赤小豆、苜蓿、零陵香、冬瓜仁、茅香各 180 克，丁香、麝香各 15 克，猪胰 250 克。将前 8 味药捣碎为散，与猪胰搅匀，晒干再捣细，取药洗手。

7 美体

（1）令人细腰、苗条方：

☺ 桃花 300 克研成细末，密贮备用。每日饭前服 3 克，每天 3 次。

☺ 焦山楂、生黄芪各 15 克，荷叶 8 克，生大黄 5 克，生姜 2 片，生甘草 3 克。水煎服，代茶频饮。

（2）令人增肥、增白方：

☺ 黑牛髓、地黄汁、白蜜各等份拌匀，放入瓷器内，将瓷器放于置水的锅中，用小火炖熟。空腹时服 6～9 克，每日 1～2 次。

☺ 大米适量，精制食盐少许。将大米加水煮成稠粥，至粥将成时，撒出浮面的稠厚粥油一碗，加精制食盐少许即可。每日食用。

☙ 酥油 20 ～ 30 克，蜂蜜 15 克，粳米 50 克。先用粳米加水煮粥，将成时加入酥油及蜂蜜，调匀即可。每日食用 1 次。

 美发

（1）中药内服法：

☙ 人参 500 克，熟地黄、天门冬、白茯苓各 300 克，胡麻仁（汤浸去皮炒）33 粒。上药捣碎为末，炼蜜为丸如梧桐子大，每次服 10 丸，早饭后用温酒服下。

☙ 何首乌、枸杞子各 60 克，核桃肉 12 个，黑大豆 240 克。先将何首乌、枸杞子煎浓汁后去渣，然后将炒香、切碎的核桃肉和黑大豆一起加入汁中同煮，煮至核桃肉稀烂，汁液全部被黑豆吸收为度，然后取出晾干或烘干，每日 2 次，每次食用 6 ～ 9 克，早、晚空腹时服用为佳，随时服用亦可。

（2）中药外用法：

☙ 甘菊花 60 克，蔓荆子、侧柏叶、川芎、桑白皮、白芷、细辛、墨旱莲各 30 克。上药制成粗末，每用 60 克，用水三大碗，煮至两大碗时去渣，洗发。

☙ 榧子 3 个，核桃 2 个，侧柏叶 40 克。上药共捣烂，浸泡在雪水内，备用。每日用梳子蘸水梳头。

☙ 生芝麻油 2 500 克，桑葚、栀子花、石榴花、诃子皮、墨旱莲、藁本、零陵香、白芨、硝石、地骨皮、没食子各 30 克，细辛、白芷各 15 克，生铁 1 500 克（捣碎）。将除生芝麻油、生铁外的药研为粗末，生铁用棉裹，一并浸入生芝麻油中，49 日药成，常用其梳头，经年有效。

☙ 火麻仁、花椒各 250 克，皂荚 30 克。上药捣碎，以水 2 500 毫升浸一宿，去渣洗头。

 香身

（1）中药内服法：

☙ 白芷 45 克，桂心、细辛、当归、藁本各 30 克，瓜子仁 60 克，柑子皮 45 克。上药共为末，每次服 3 克，每日 3 次。

☺豆粉、茴香、丁香、沉香、降香、藿香、甘松香、桂心、肉豆蔻、山奈、白芷、细辛、川芎、藁本、当归、五倍子各 60 克。上药共为细末，炼蜜为丸，如弹子大，每早舌根下含化 1 丸。

☺芝麻（焙黄）2 克，茶叶 3 克。将芝麻、茶叶放入罐中煮开，并将茶叶、芝麻一起嚼食。每日 1 剂，25 日为 1 个疗程。

（2）中药外用法：

☺檀香、木香、丁香、零陵香、皂荚、甘松香、白莲蕊、山奈、白僵蚕各 60 克，麝香、冰片各 15 克。上药共研为极细末，用红糖水调和，每块重 6 克。洗澡时涂于身上，停留一会儿洗去。

附2 穴位图

手太阴肺经图

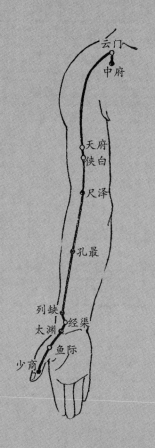

手阳明大肠经图

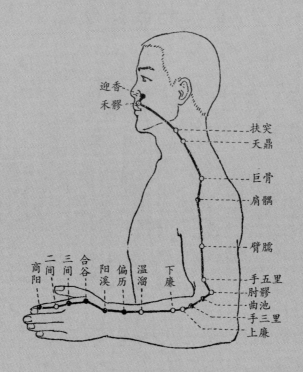

迎香
禾髎

扶突
天鼎

巨骨
肩髃

臂臑

商阳
二间
三间
合谷
阳溪
偏历
温溜
下廉

手五里
肘髎
曲池
手三里
上廉

足阳明胃经图

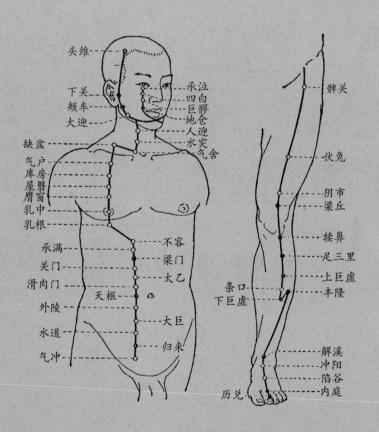

足太阴脾经图

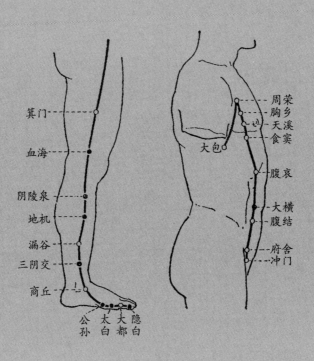

箕门

血海

阴陵泉

地机

漏谷

三阴交

商丘

公孙　太白　大都　隐白

周荣
荣乡
胸乡
天溪
食窦

大包

腹哀

大横
结

腹结

府舍
冲门

手少阴心经图

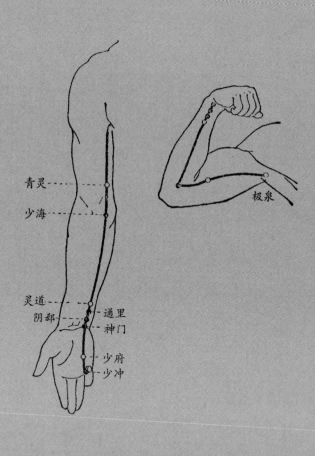

青灵

少海

灵道

阴郄

通里

神门

少府

少冲

极泉

手太阳小肠经图

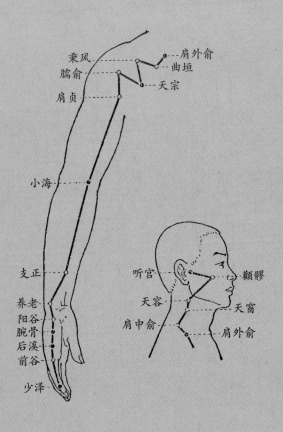

足太阳膀胱经图

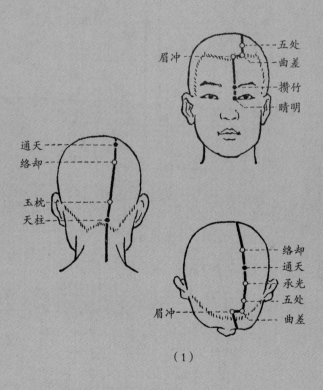

（1）

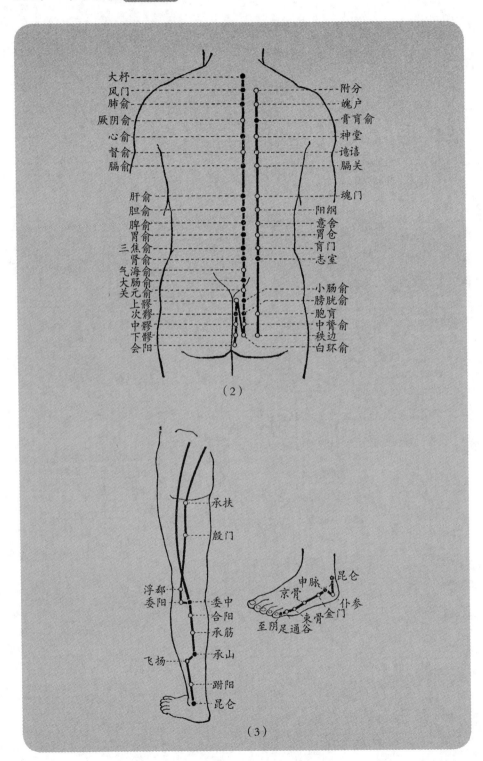

（2）

（3）

足少阴肾经图

涌泉

阴谷

筑宾

交信　复溜

照海　太溪　大钟

然谷　水泉

（1）

府中　俞府
或中　藏
神　　墟
灵　　神封
步　　廊门谷
幽　　都关曲
通　　阴
石　　俞
商　　肓
俞注　中满
穴气　四赫
大　　横骨

（2）

手厥阴心包经图

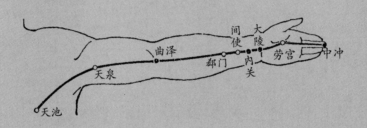

手少阳三焦经图

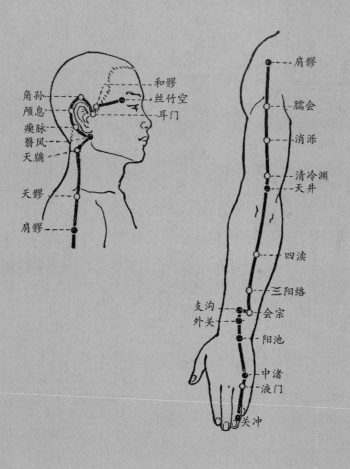

角孙
颅息
瘈脉
翳风
天牖

天髎

肩髎

和髎
丝竹空
耳门

肩髎
臑会
消泺
清冷渊
天井

四渎

三阳络
支沟
外关
会宗
阳池
中渚
液门

关冲

足少阳胆经图

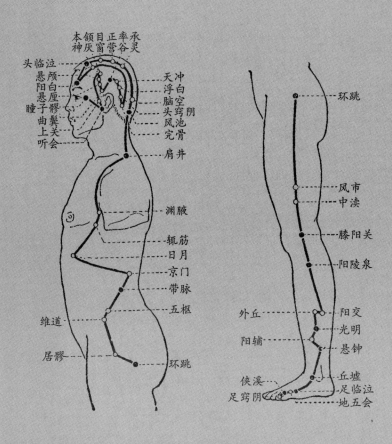

足厥阴肝经图

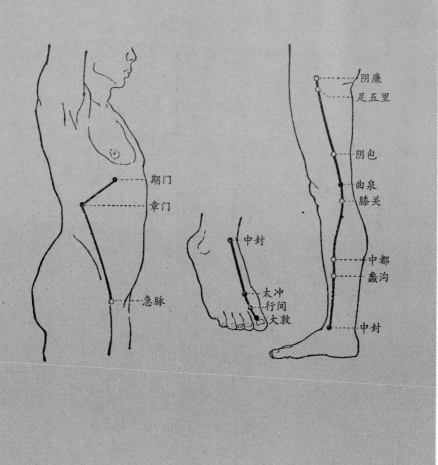

任脉图

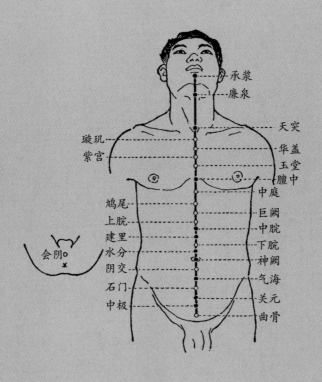

承浆
廉泉
天突
璇玑
华盖
紫宫
玉堂
膻中
中庭
鸠尾
巨阙
上脘
中脘
建里
下脘
水分
神阙
阴交
气海
石门
关元
中极
曲骨
会阴

督脉图

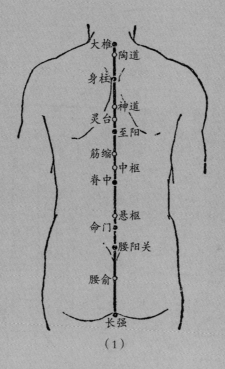

（1）

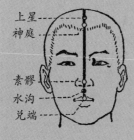
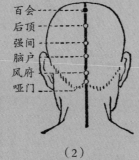
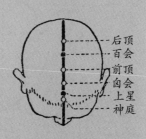

（2）

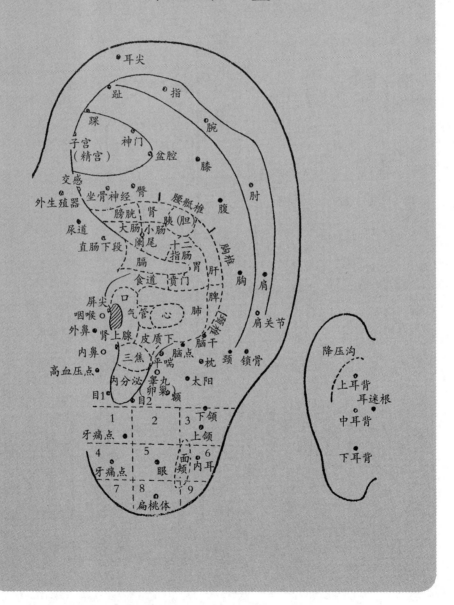

常用耳穴图

取穴耳郭表面解剖图

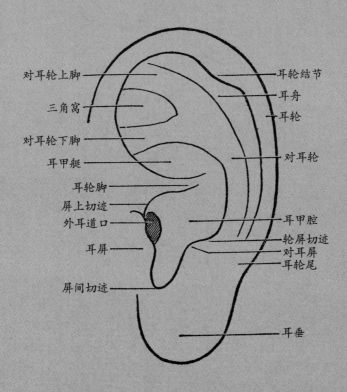

耳穴形象分布图

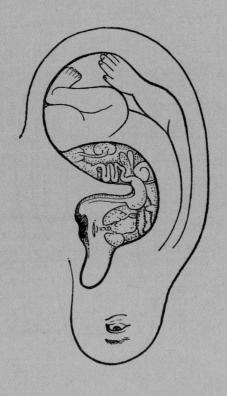

取穴折量分寸图

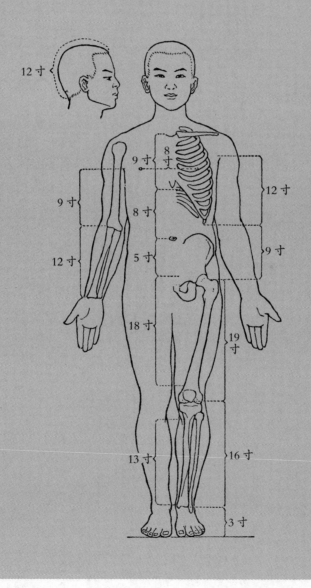

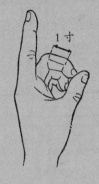

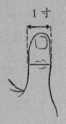

中指同身寸　拇指同身寸

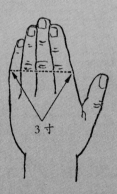

一夫法